JN192713

マンガで学ぶ自己血輸血

著：大久保 光夫
作画：桓田 楠末

中外医学社

主な登場人物

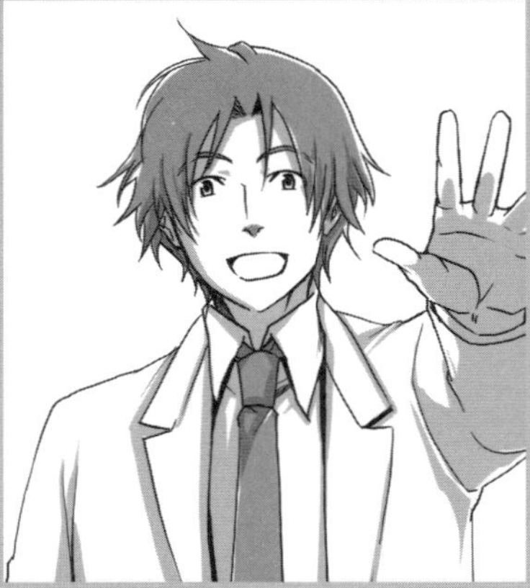

若松　遼（わかまつ　りょう）

5 年目の若い医師。いわゆる後期研修をほぼ終了したが、何科を専攻するのか迷っている。頼りないが憎めない性格。物語が進んで行く過程で、自ら学び、成長してゆく（途中、自分自身が患者に入れ替わり、自己血輸血を体験する仮想場面がある）。遼の祖父・若松 正が後に患者として登場。

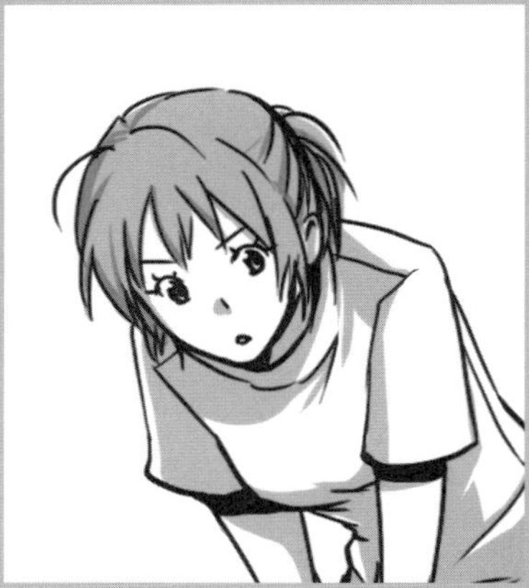

安積　彩（あさか　あや）

看護師 3 年目。これからは看護師も専門的な資格が必要と考えていた。姉の宮城 静の入院をきっかけに、学会認定・自己血輸血看護師資格を取得することになる。

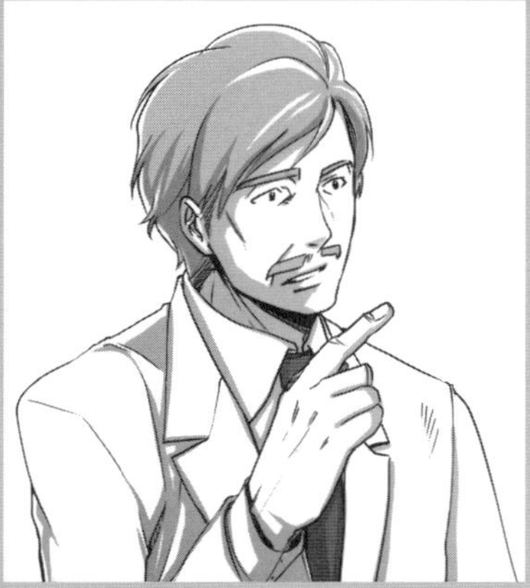

岩城一馬（いわき　かずま）

大学病院の輸血部の准教授。 若松、安積を指導してゆく過程で、自らも輸血について問題点を再認識する。輸血学を担う人材（認定医、認定看護師など）の育成に努力する。 それが成し遂げられた時、なんと……。

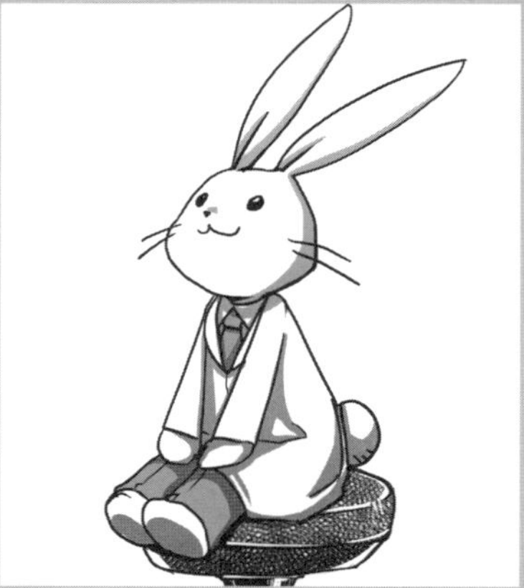

ウサギ

『血液製剤の考え方、使い方』の「ウサギ」でおなじみ！ 神出鬼没。ストーリーに割り込んで登場。でも、登場人物には見えない。読者にだけ有益な情報を伝えてくれる。①用語の解説、②補足説明、③図表の説明を行う。

まえがき

医療スタッフに、自分が手術を受けることになったら自己血輸血を選択するかどうか尋ねると、ほぼ全員が自己血を選択すると答えます。ところが、自己血輸血がどのように行われるのか、どういった問題点があるのか、について知っている医療スタッフはほとんどいません。

医学教育では、知識だけではなく経験も伝えなければなりません。ますます忙しくなる医療スタッフに「自己血輸血の知識と経験をどう教えればよいのか」悩んでいたところ、「マンガとアニメは日本が誇る文化のひとつである」という言葉に出会いました。そこで、マンガの持つ力を借りて、自習できる本を著すことにしました。

小さな本ですが、自己血輸血の基本を学びたい方に、あるいは、患者さんに役立つことでしょう。

著　者

注意　本書の内容は著作時の医学的コンセンサスに合わせ、学会ガイドライン等に準じたものですが、実際の診療では最新の正確な情報に従ってください。本書に提示された症例、施設あるいはデータは実在のものではありません。

Contents

Let's learn autologous blood transfusion by comics

第Ⅰ章 たかが自己血 ―自己血輸血とは？―

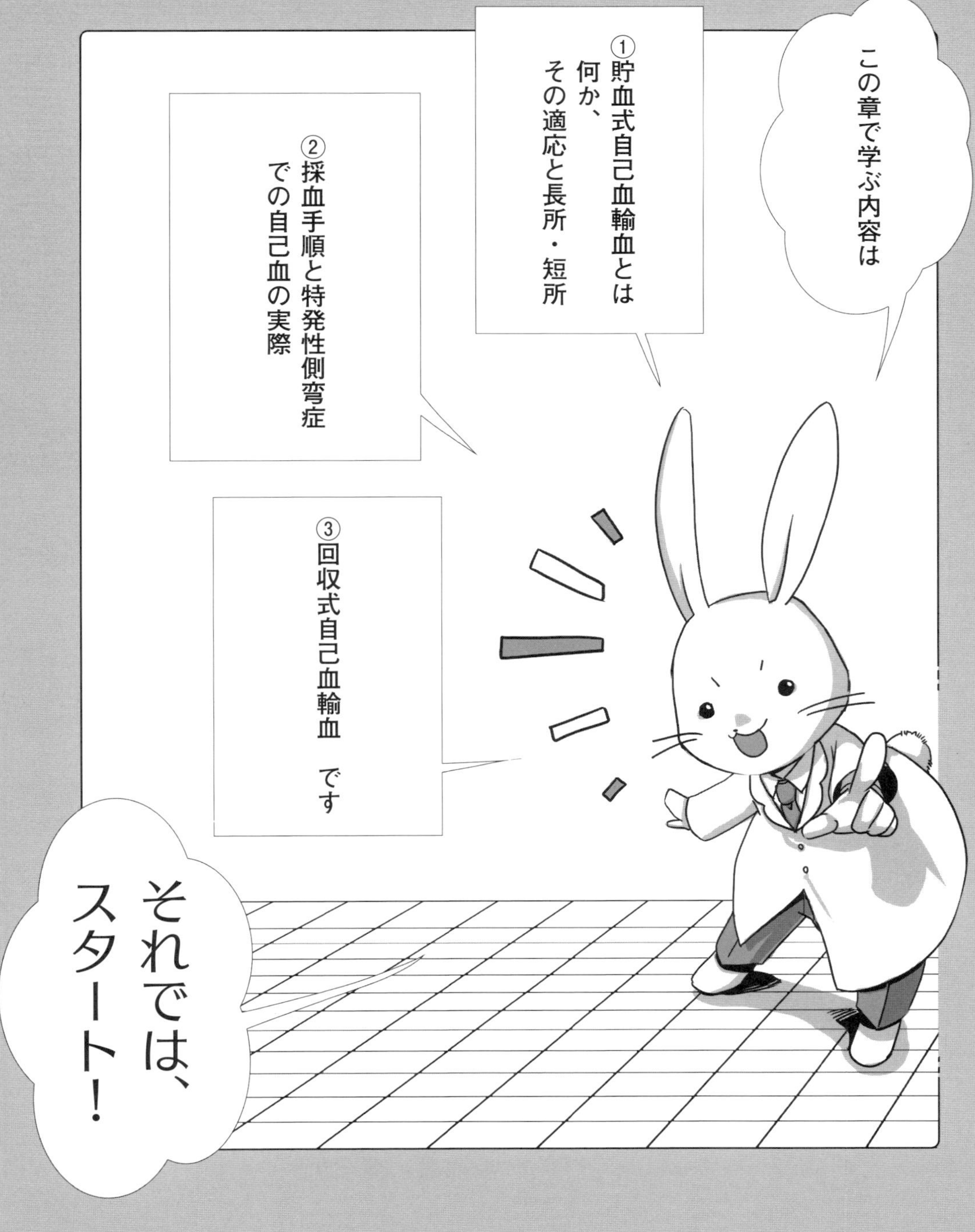

この章で学ぶ内容は
①貯血式自己血輸血とは何か、その適応と長所・短所
②採血手順と特発性側弯症での自己血の実際
③回収式自己血輸血　です
それでは、スタート！

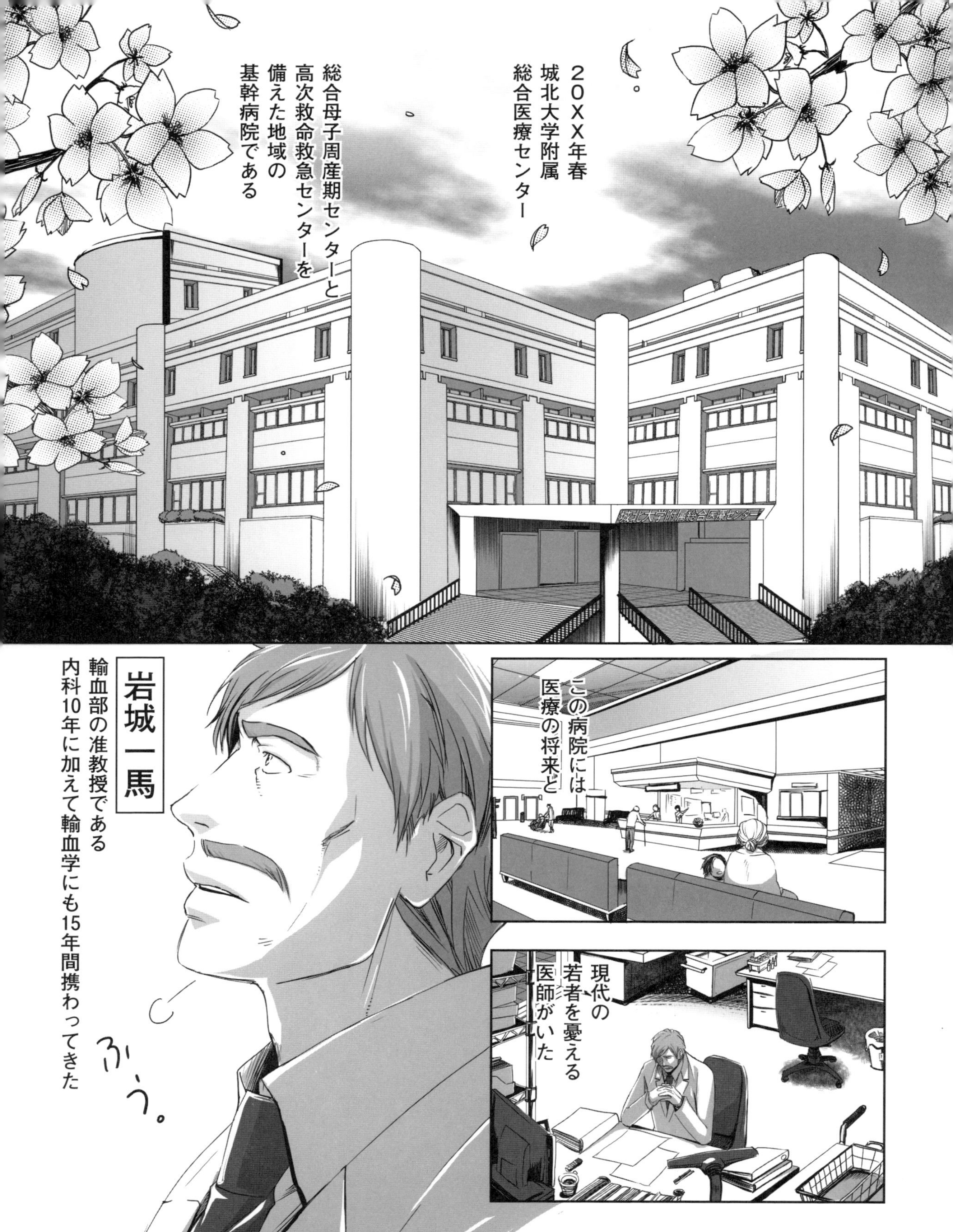

20XX年春
城北大学附属
総合医療センター
総合母子周産期センターと
高次救命救急センターを
備えた地域の
基幹病院である
城北大学附属総合医療センター
この病院には
医療の将来と
現代の
若者を憂える
医師がいた
岩城一馬
輸血部の准教授である
内科10年に加えて輸血学にも15年間携わってきた
ふぅ。

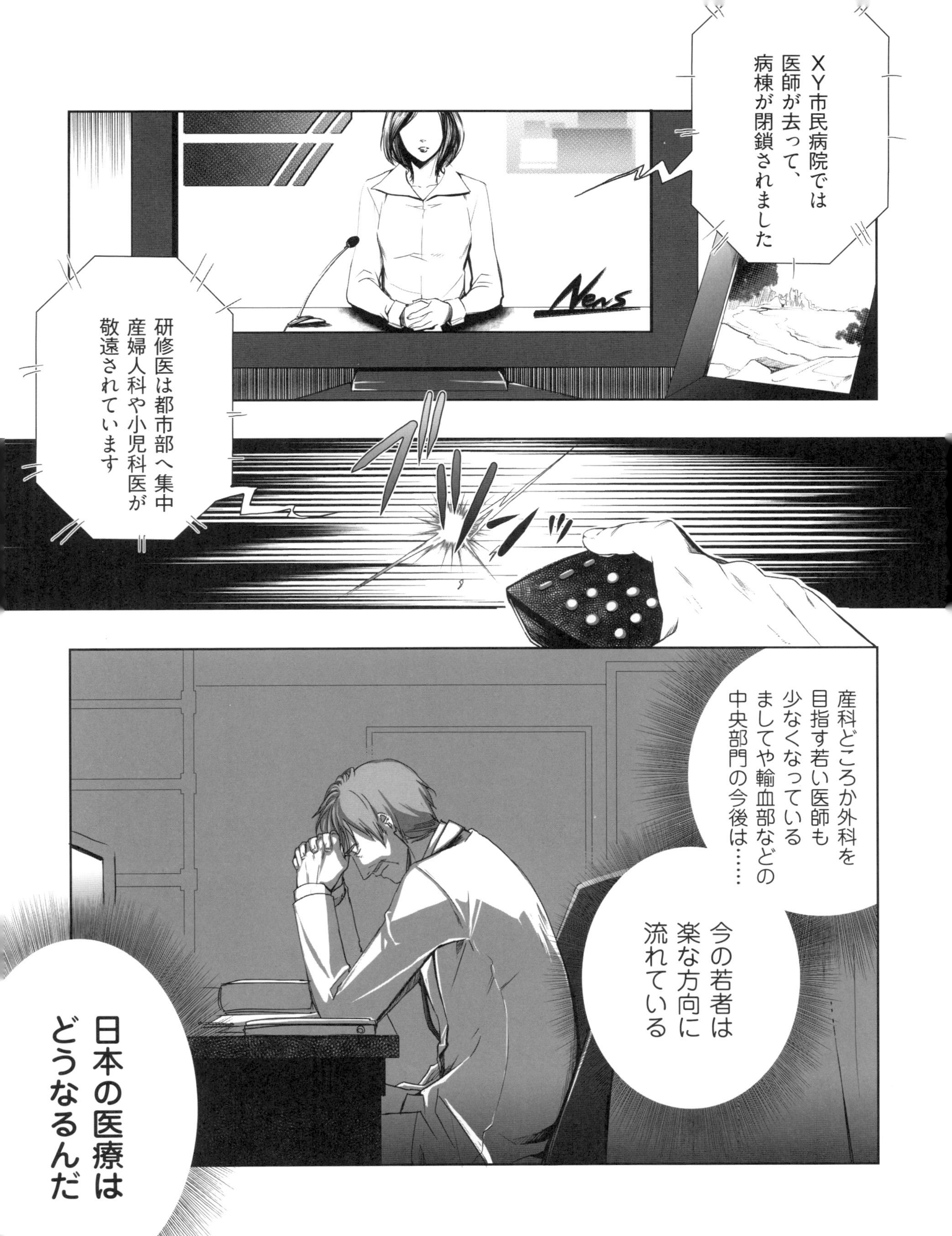
XY市民病院では医師が去って、病棟が閉鎖されました
News
研修医は都市部へ集中産婦人科や小児科医が敬遠されています
産科どころか外科を目指す若い医師も少なくなっているましてや輸血部などの中央部門の今後は……
今の若者は楽な方向に流れている
日本の医療はどうなるんだ

JCOPY 498-01926

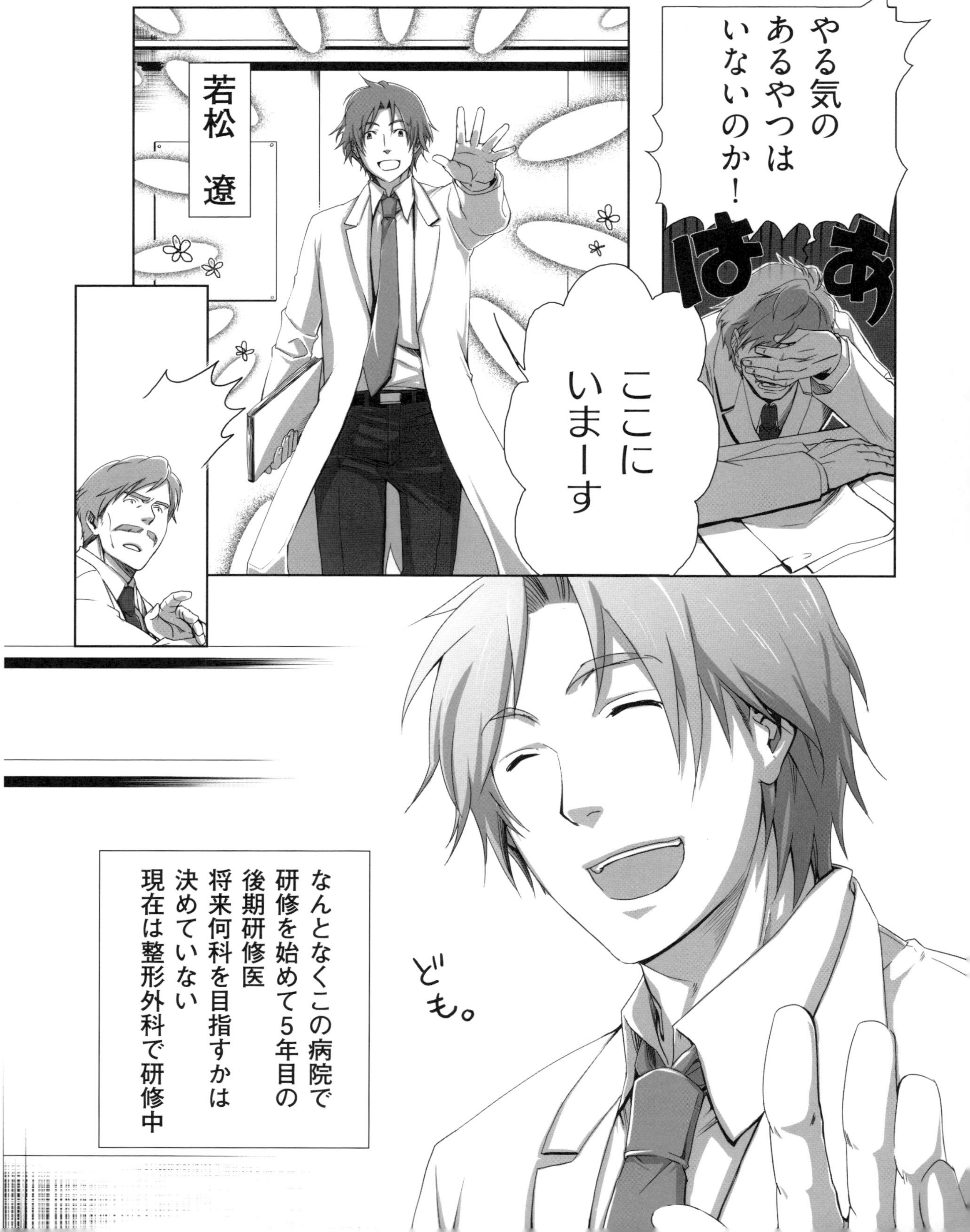
やる気のあるやつはいないのか！
はあ
ここにいまーす
若松　遼
なんとなくこの病院で研修を始めて5年目の
後期研修医
将来何科を目指すかは
決めていない
現在は整形外科で研修中
ども。

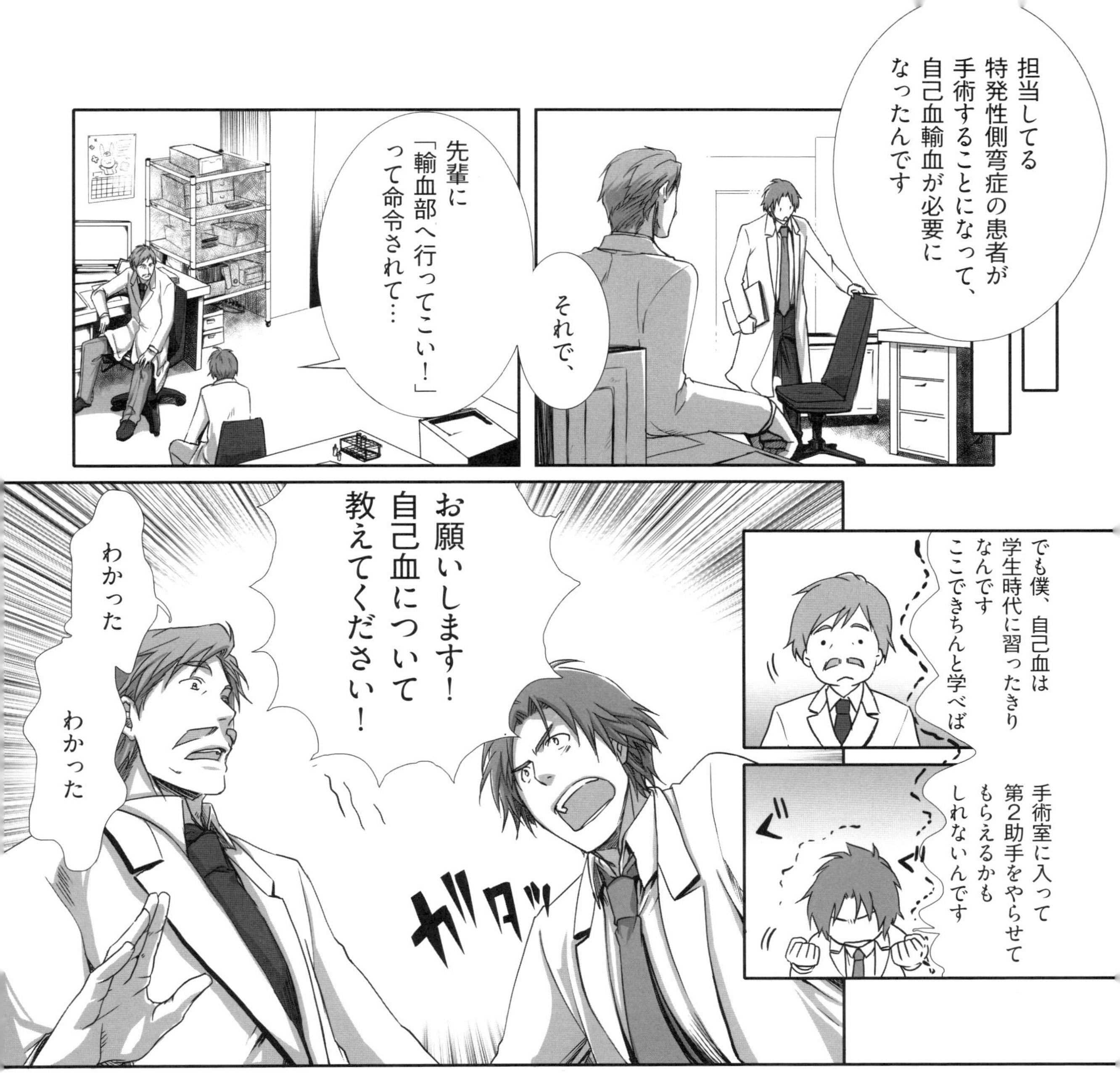
担当してる
特発性側弯症の患者が
手術することになって、
自己血輸血が必要に
なったんです
それで、
先輩に
「輸血部へ行ってこい！」
って命令されて…
でも僕、自己血は
学生時代に習ったきり
なんです
ここできちんと学べば
手術室に入って
第2助手をやらせて
もらえるかも
しれないんです
お願いします！
自己血について
教えてください！
ガタッ
わかった
わかった

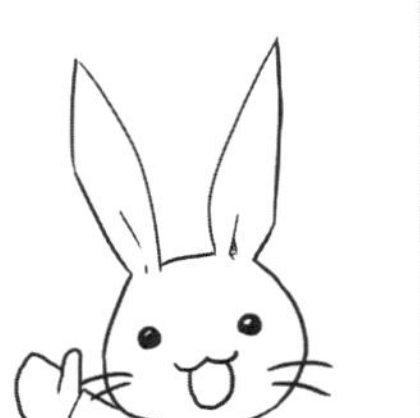

用語１　特発性側弯症

原因が明らかではない脊柱の横方向のＳ字状の変形。軽度では美容上の問題、進行すると腰痛や臓器圧迫などの症状が出る。患者は成長過程にある小児から思春期の若年層に多い。矯正手術を選択した場合には春・夏休み期間に手術日を設定する待機手術が多い。自己血輸血のよい適応である。患者体重にもよるが 800～1,200 mL 程度の自己血（貯血＋回収）を準備することになる。

JCOPY 498-01926

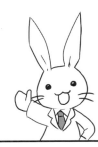

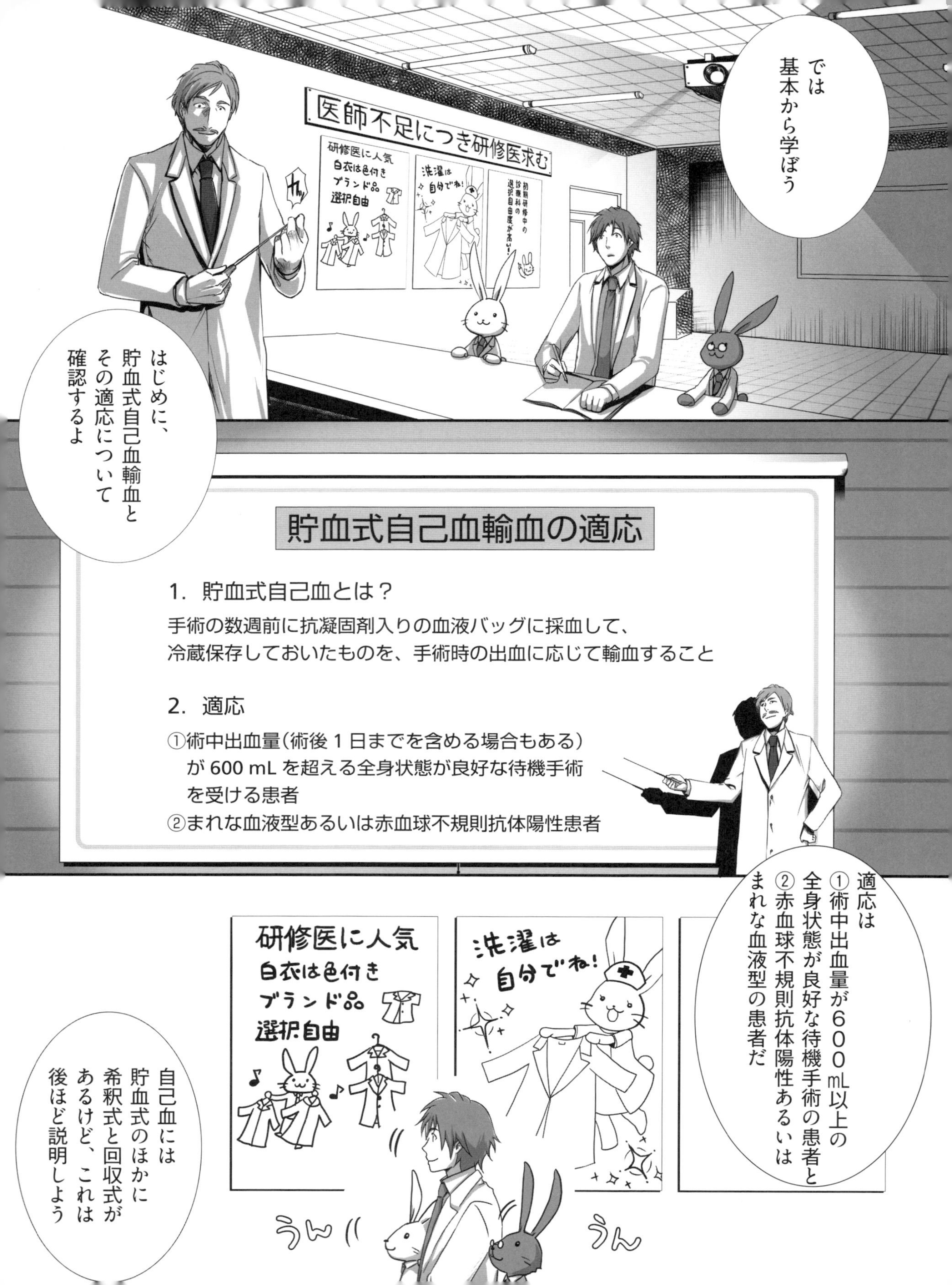

では基本から学ぼう
医師不足につき研修医求む
研修医に人気
白衣は色付き
ブランド品
選択自由
洗濯は自分でね!
初期研修中の診療科の選択自由度が高い!
はじめに、貯血式自己血輸血とその適応について確認するよ
貯血式自己血輸血の適応
1. 貯血式自己血とは？
手術の数週前に抗凝固剤入りの血液バッグに採血して、
冷蔵保存しておいたものを、手術時の出血に応じて輸血すること
2. 適応
①術中出血量（術後 1 日までを含める場合もある）
が 600 mL を超える全身状態が良好な待機手術
を受ける患者
②まれな血液型あるいは赤血球不規則抗体陽性患者
適応は①術中出血量が600mL以上の全身状態が良好な待機手術の患者と②赤血球不規則抗体陽性あるいはまれな血液型の患者だ
研修医に人気
白衣は色付き
ブランド品
選択自由
洗濯は自分でね!
うん
うん
自己血には貯血式のほかに希釈式と回収式があるけど、これは後ほど説明しよう

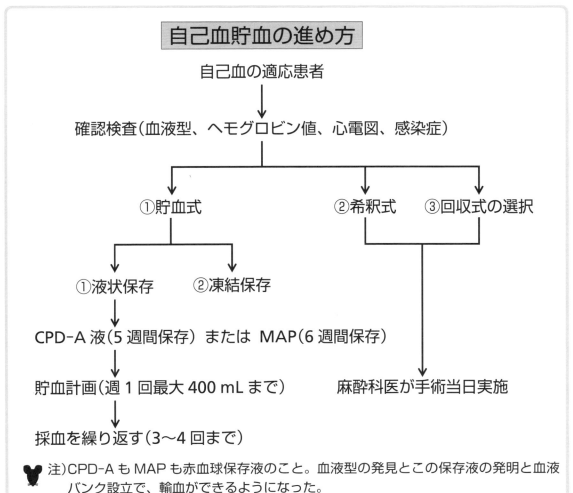

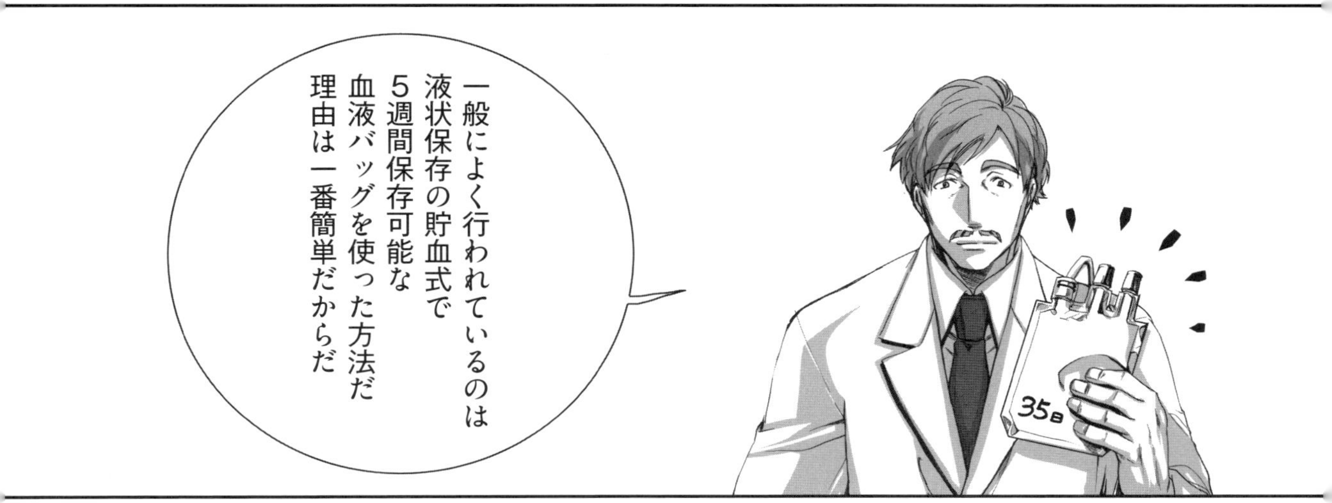
一般によく行われているのは
液状保存の貯血式で
5週間保存可能な
血液バッグを使った方法だ
理由は一番簡単だからだ
35日

自己血貯血の進め方

自己血の適応患者

↓

確認検査(血液型、ヘモグロビン値、心電図、感染症)

↓ ①貯血式

- ↓ ①液状保存
  - ↓ CPD-A 液(5 週間保存) または MAP(6 週間保存)
  - ↓ 貯血計画(週 1 回最大 400 mL まで)
  - ↓ 採血を繰り返す(3〜4 回まで)
- ↓ ②凍結保存

↓ ②希釈式　③回収式の選択

↓ 麻酔科医が手術当日実施

注)CPD-A も MAP も赤血球保存液のこと。血液型の発見とこの保存液の発明と血液バンク設立で、輸血ができるようになった。

JCOPY 498-01926

貯血式自己血輸血の長所・短所

1. 長所

①輸血後感染症が起こらない
②同種免疫反応やアレルギーの副作用がない
③まれな血液型でも出血を伴う手術ができる

注）同種免疫反応：自分と他人との相違抗原への反応のこと

2. 短所

①本人が手術を前にして貧血になる
②採血のための通院日数が増える
③血管迷走神経反射などの副作用が時に起こる

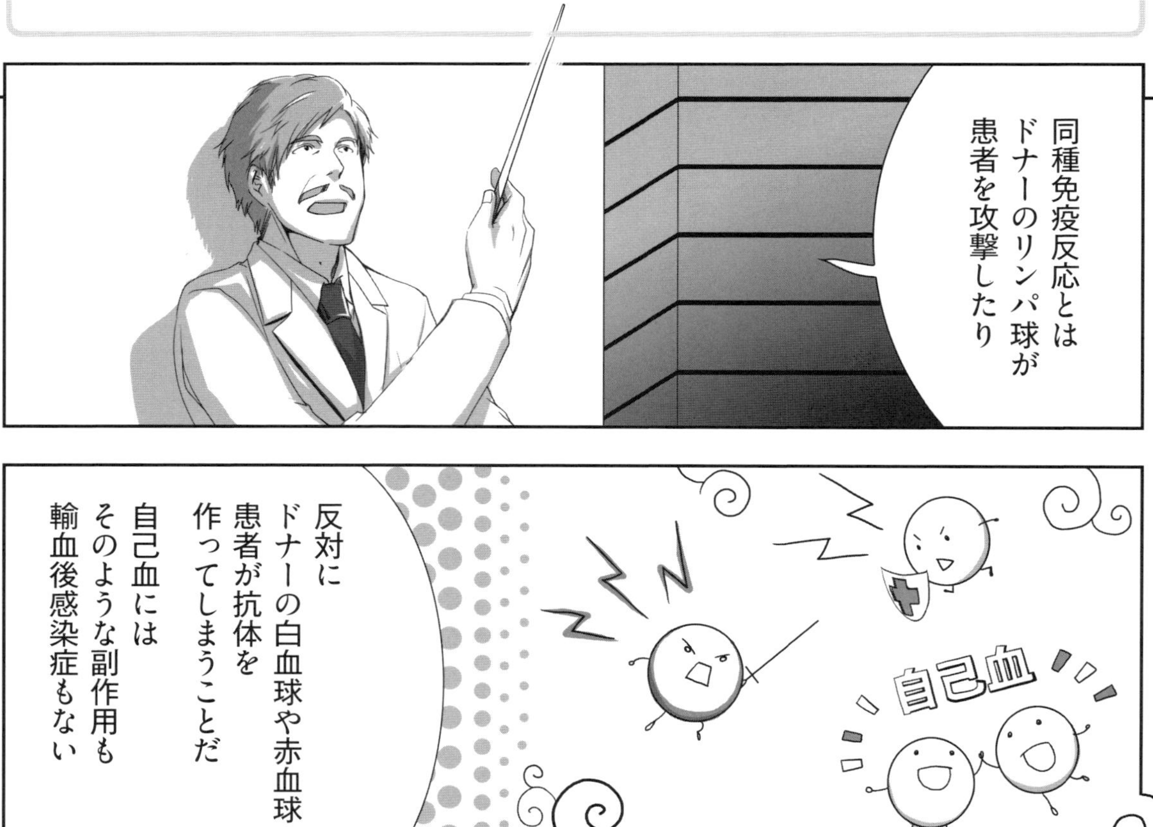

同種免疫反応とは
ドナーのリンパ球が
患者を攻撃したり
反対に
ドナーの白血球や赤血球に
患者が抗体を
作ってしまうことだ
自己血には
そのような副作用も
輸血後感染症もない
自己血

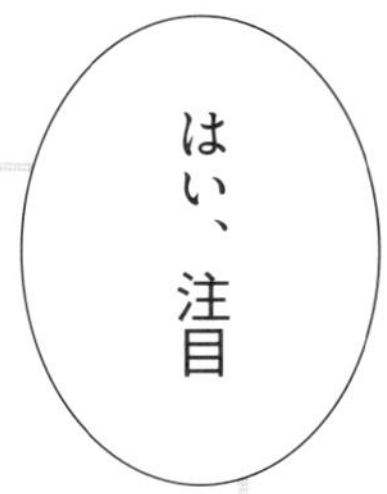
はい、注目

貯血式自己血輸血の適応・非適応

1. 適応疾患・病態・手術

①整形外科：股関節置換術、膝関節置換術、側弯矯正術
②産科：前置胎盤、筋腫合併妊娠、反復帝王切開など
③泌尿器科：前立腺全摘除術
④心臓血管外科：冠動脈バイパス術
⑤骨髄採取（前の貯血）

2. 非適応病態

①肝炎、結核、エルシニアなどの感染症合併
②不安定狭心症、左室流出路狭窄、大動脈弁狭窄
③脳梗塞、血栓症
④コントロール不良の高血圧症
⑤高齢（70 歳以上は慎重に判定）
⑥本人の協力が得られない状態

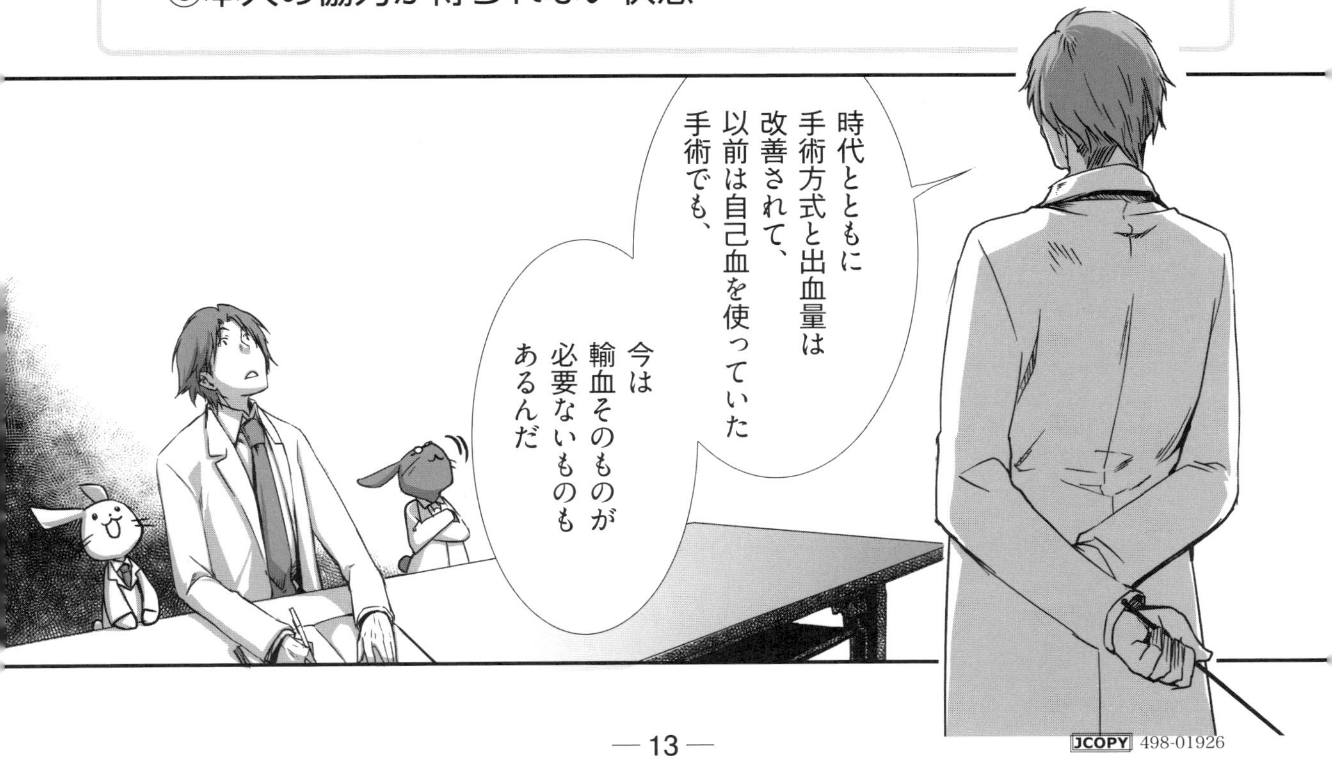
時代とともに手術方式と出血量は改善されて、以前は自己血を使っていた手術でも、
今は輸血そのものが必要ないものもあるんだ

JCOPY 498-01926

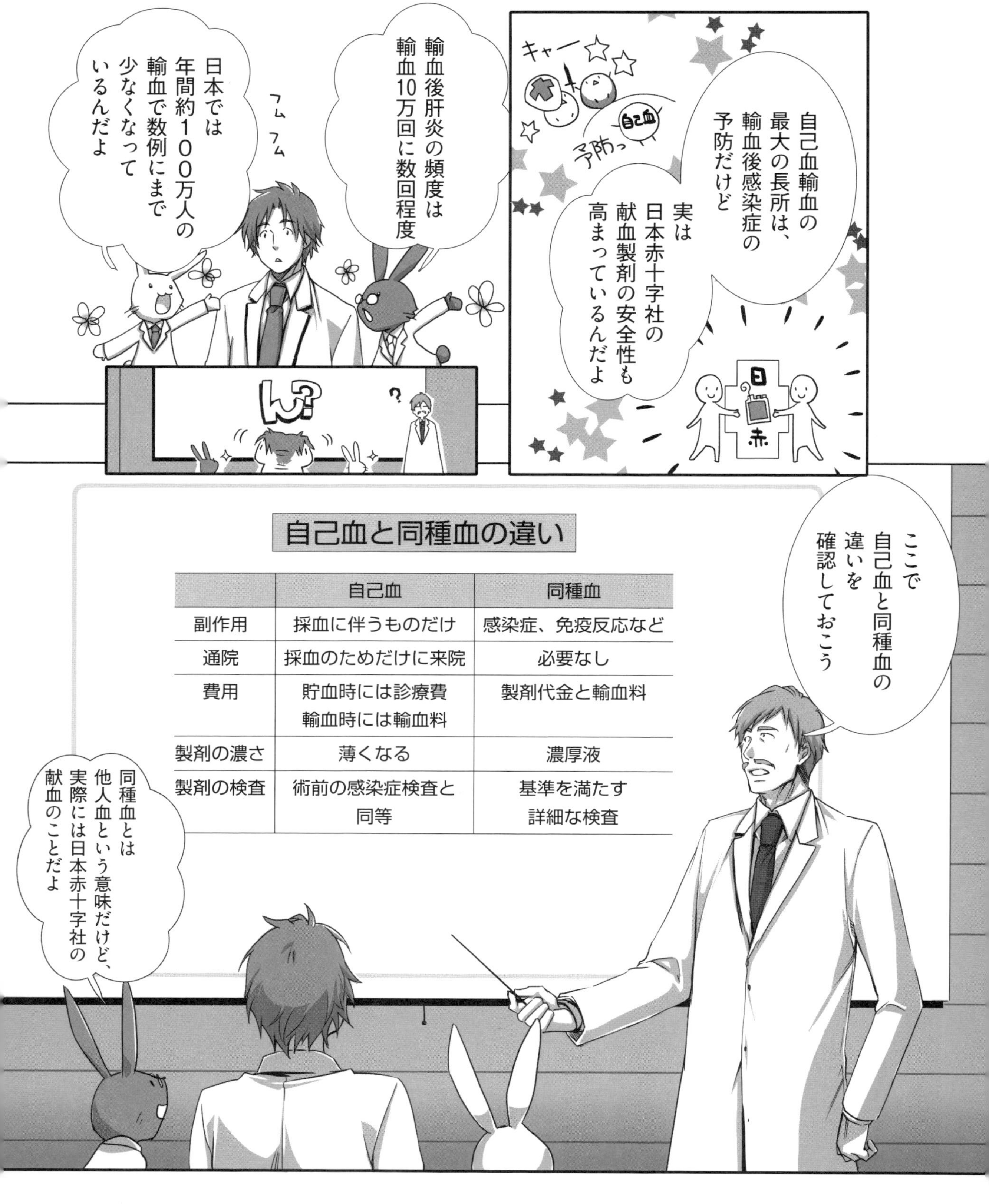

自己血輸血の最大の長所は、輸血後感染症の予防だけど
実は日本赤十字社の献血製剤の安全性も高まっているんだよ
キャー
予防っ
自己血
日赤
輸血後肝炎の頻度は輸血10万回に数回程度
日本では年間約100万人の輸血で数例にまで少なくなっているんだよ
フムフム
ん?
ここで自己血と同種血の違いを確認しておこう
自己血と同種血の違い

	自己血	同種血
副作用	採血に伴うものだけ	感染症、免疫反応など
通院	採血のためだけに来院	必要なし
費用	貯血時には診療費 輸血時には輸血料	製剤代金と輸血料
製剤の濃さ	薄くなる	濃厚液
製剤の検査	術前の感染症検査と同等	基準を満たす詳細な検査

同種血とは他人血という意味だけど、実際には日本赤十字社の献血のことだよ

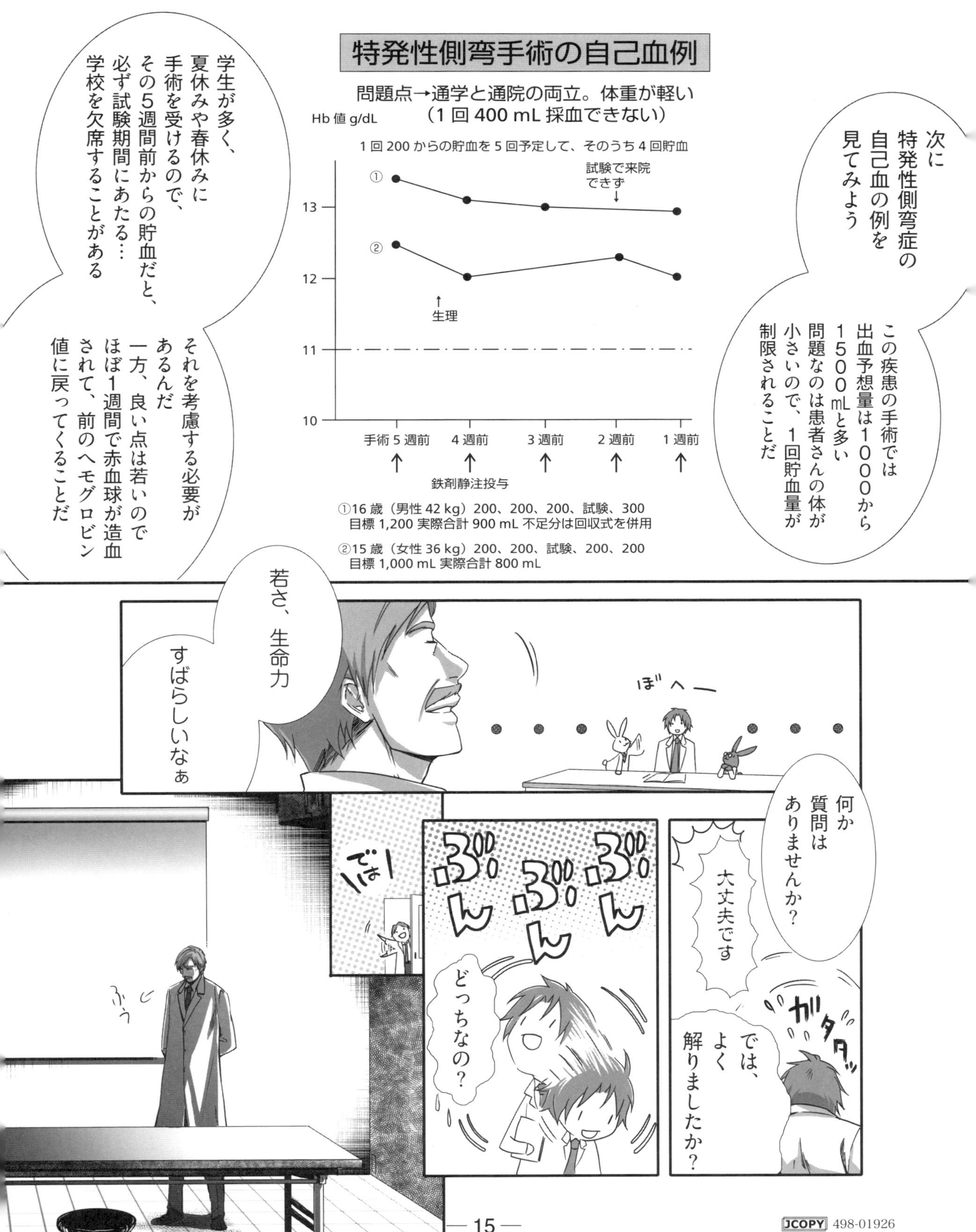

JCOPY 498-01926

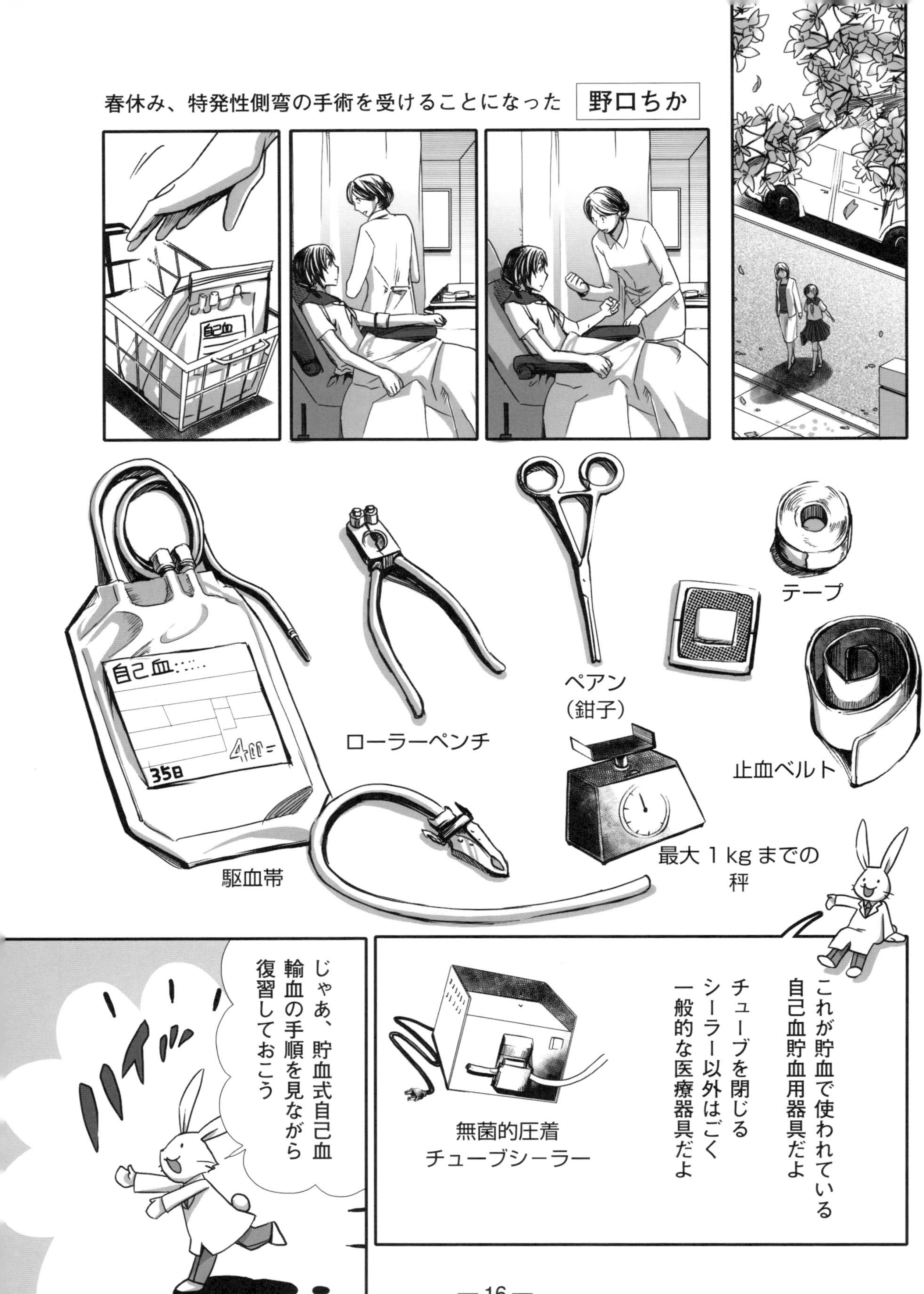
春休み、特発性側弯の手術を受けることになった
野口ちか
自己血
駆血帯
ローラーペンチ
ペアン
(鉗子)
テープ
止血ベルト
最大１kgまでの
秤
これが貯血で使われている
自己血貯血用器具だよ
チューブを閉じる
シーラー以外はごく
一般的な医療器具だよ
無菌的圧着
チューブシーラー
じゃあ、貯血式自己血
輸血の手順を見ながら
復習しておこう

貯血式自己血輸血の手順

ポイントは？

そう！
3回も行われる
厳重な消毒に
あるようだね

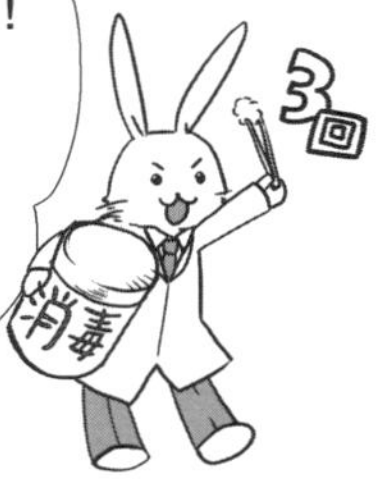

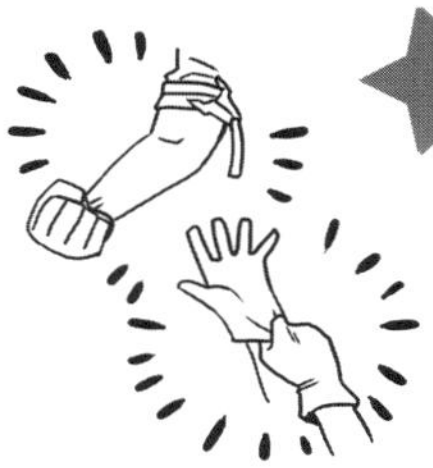

まず本人確認

↓

駆血

↓

手袋着用

↓

70%エタノール消毒

↓

10%ポビドンヨード消毒 2 回
（乾くまで待つ）

↓

穿刺・圧迫しておいたチューブを開放
（空気を入れないようにする）

↓

採血・患者の状態確認

↓

目的量まで重さを量りながら、撹拌する

↓

チューブを閉じる

↓

抜針・止血・安静 15〜30 分間

↓

血液型ラベルと氏名と期限の確認

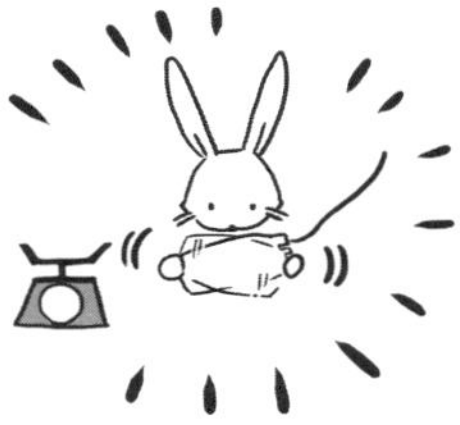

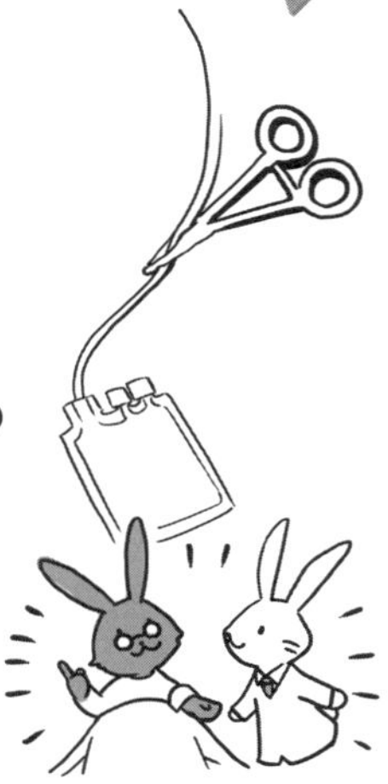

氏名と製剤の確認
これは輸血の
すべての場面で
一番大切なことだよ

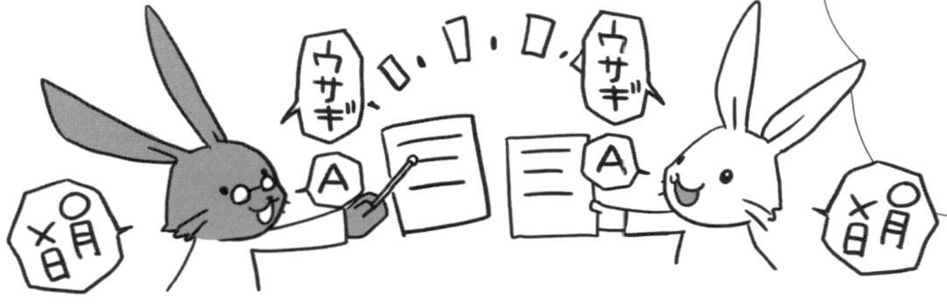

JCOPY 498-01926

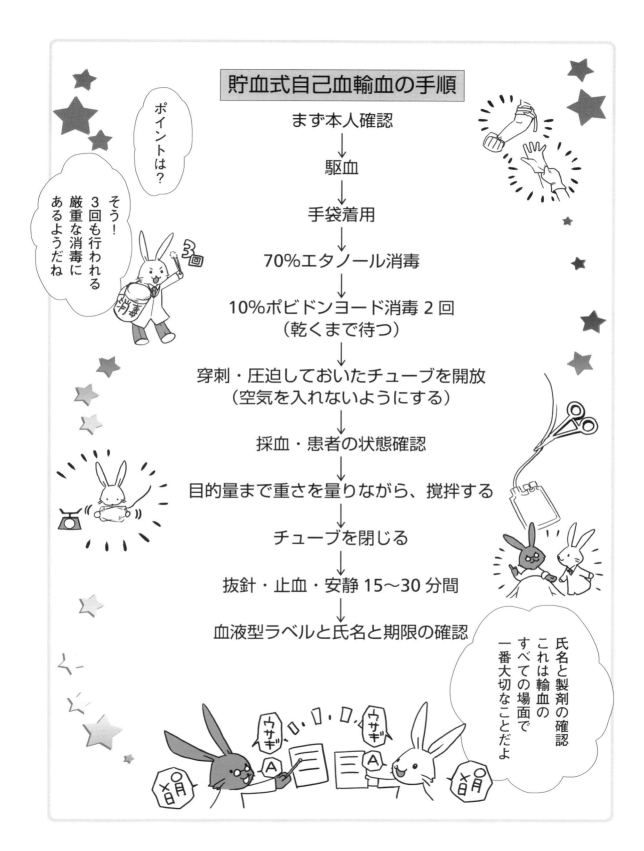

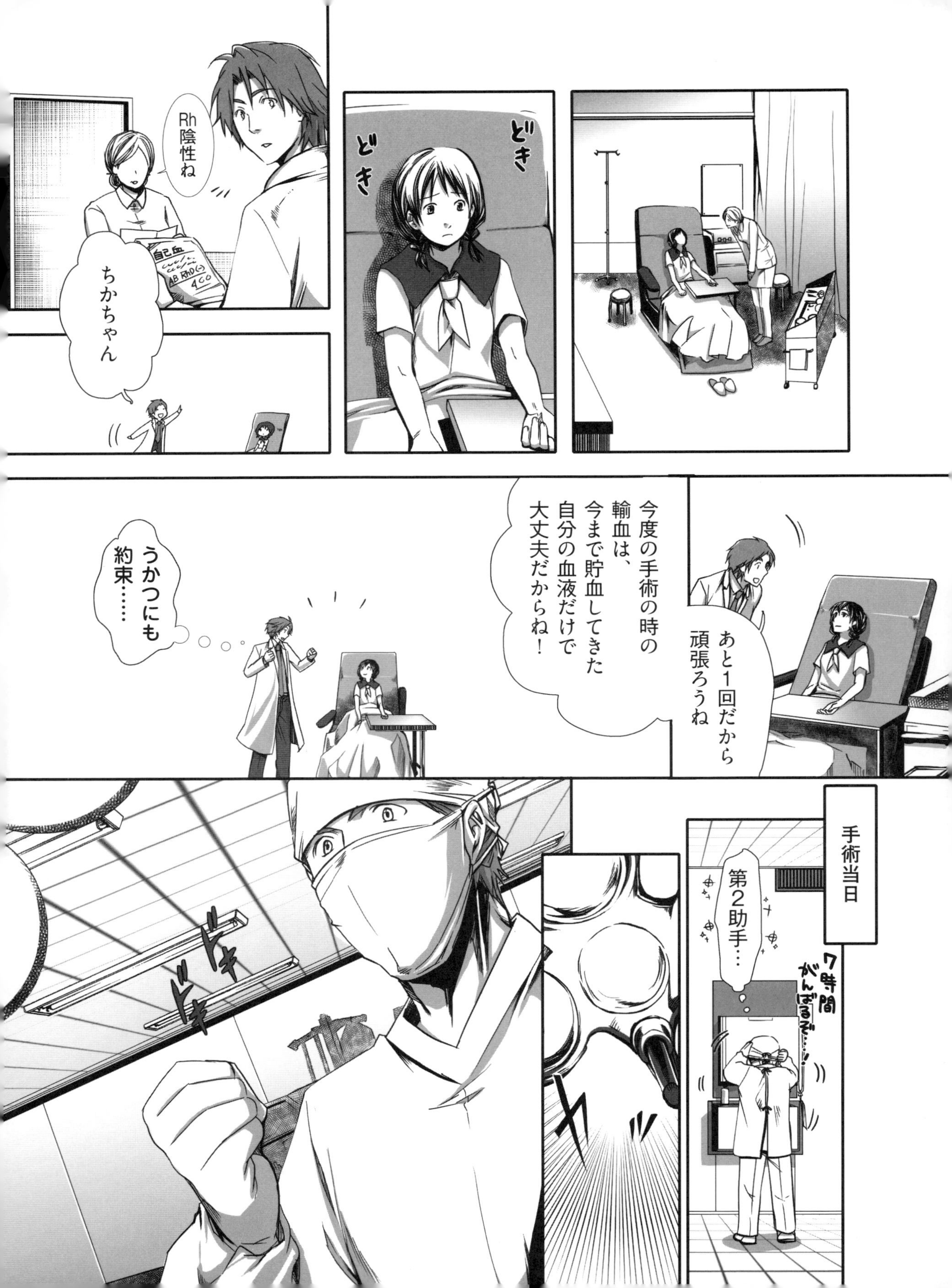
どき
どき
Rh陰性ね
自己血
AB RhD(-)
400
ちかちゃん
あと1回だから頑張ろうね
今度の手術の時の輸血は、今まで貯血してきた自分の血液だけで大丈夫だからね！
うかつにも約束……
手術当日
第2助手…
7時間がんばるぞ…！
ドキ
ドキ

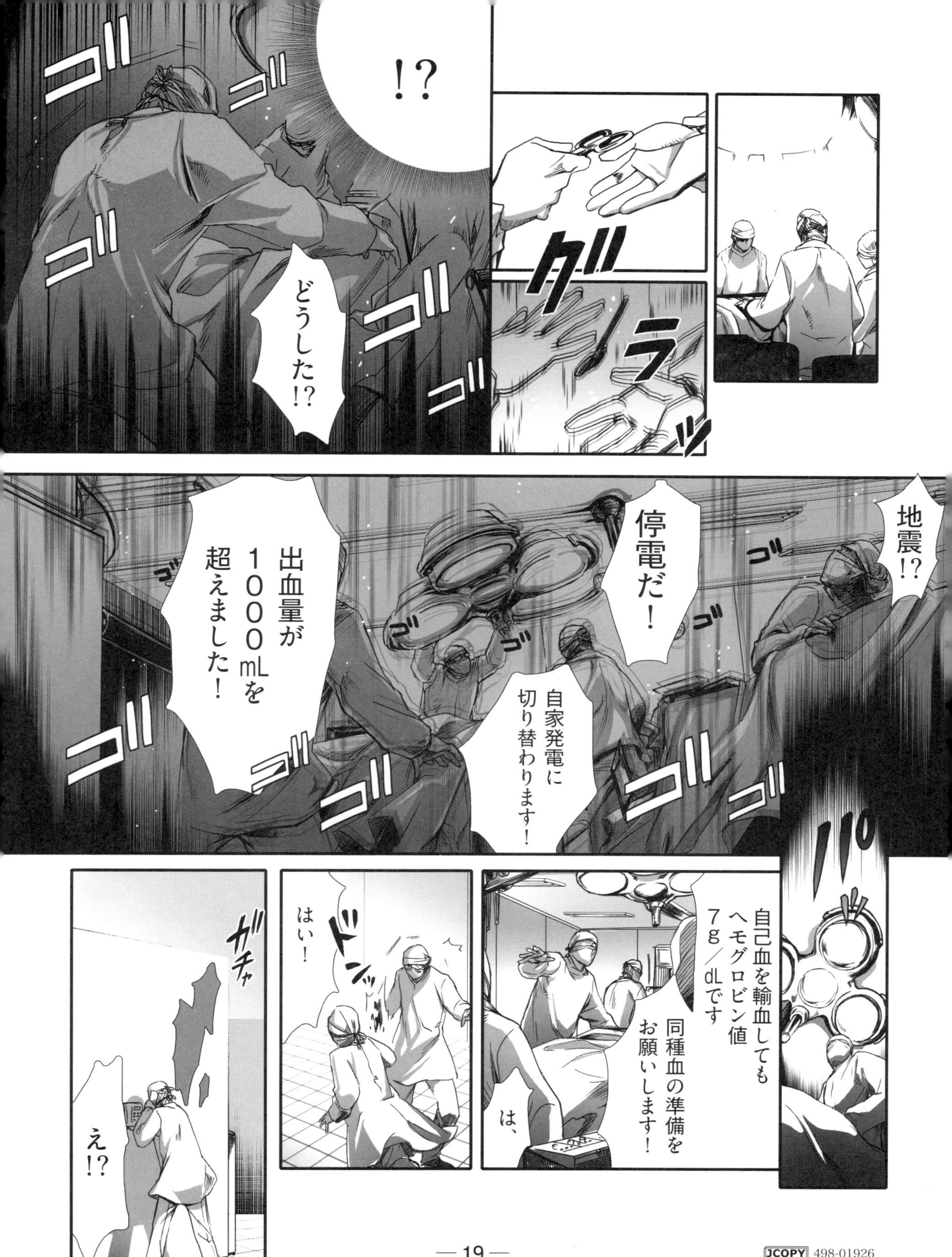
グラッ
!?
どうした!?
ゴゴ
地震!?
停電だ!
自家発電に切り替わります!
出血量が1000mLを超えました!
ゴゴ
パ
自己血を輸血してもヘモグロビン値7g/dLです
同種血の準備をお願いします!
は、
はい!
ドンッ
ガチャ
え!?

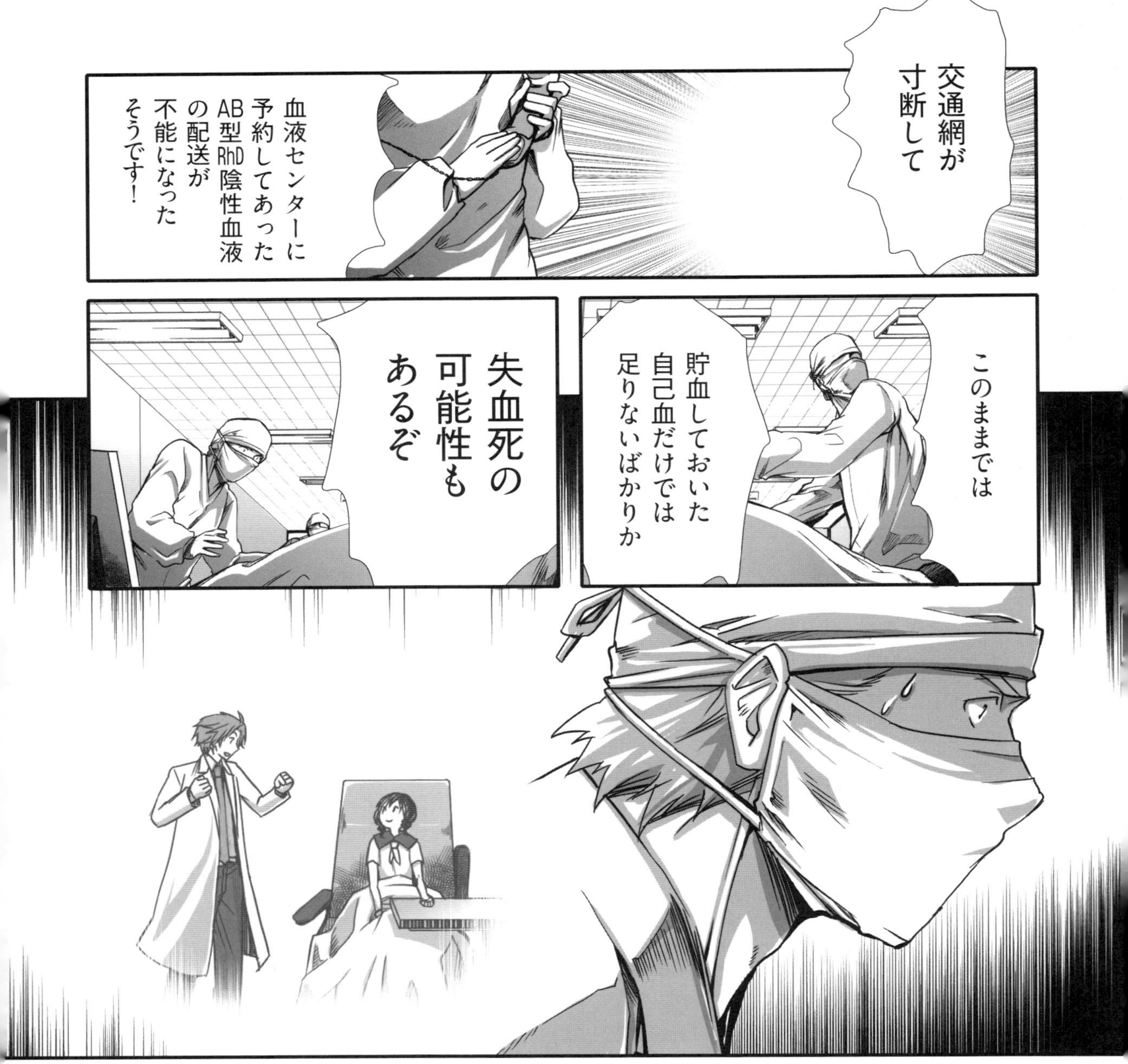
交通網が寸断して
血液センターに予約してあったAB型RhD陰性血液の配送が不能になったそうです！
このままでは
貯血しておいた自己血だけでは足りないばかりか
失血死の可能性もあるぞ

用語 2　RhD 陰性

この血液型は、初めは人間ではなくアカゲザル（英語で rhesus monkey）の抗原として発見されたので Rh という。Rh には D 因子だけではなく CE、Ce、cE、ce がある。Rh 因子の中で、最も強い抗原性を持つのが D 抗原のため、D が陰性の場合を単に Rh 陰性と呼ぶ。D、RhD、Rho（D）などの記載方式もある。日本人では RhD 陰性の頻度は約 0.5％である。RhD 陰性の人に RhD 陽性の血液が輸血されるか、あるいは陽性の児を妊娠すると免疫されて、抗 D 抗体ができる場合がある。

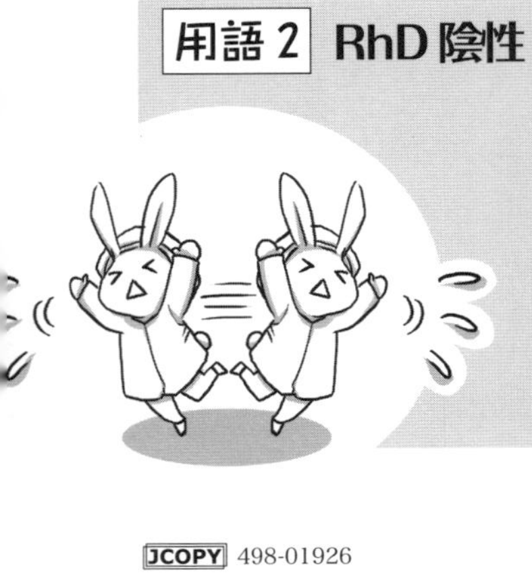

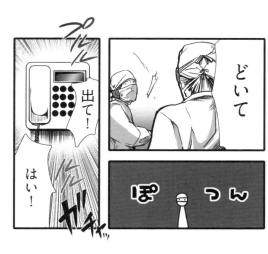

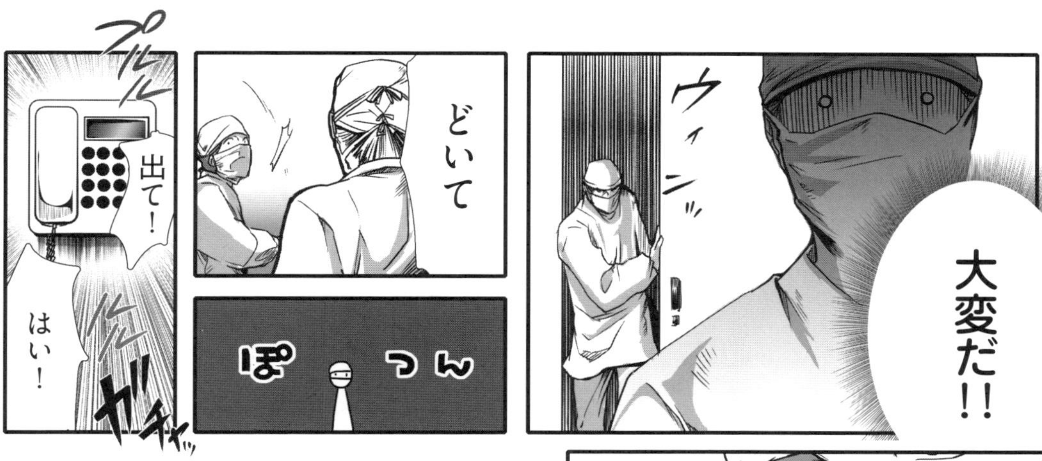

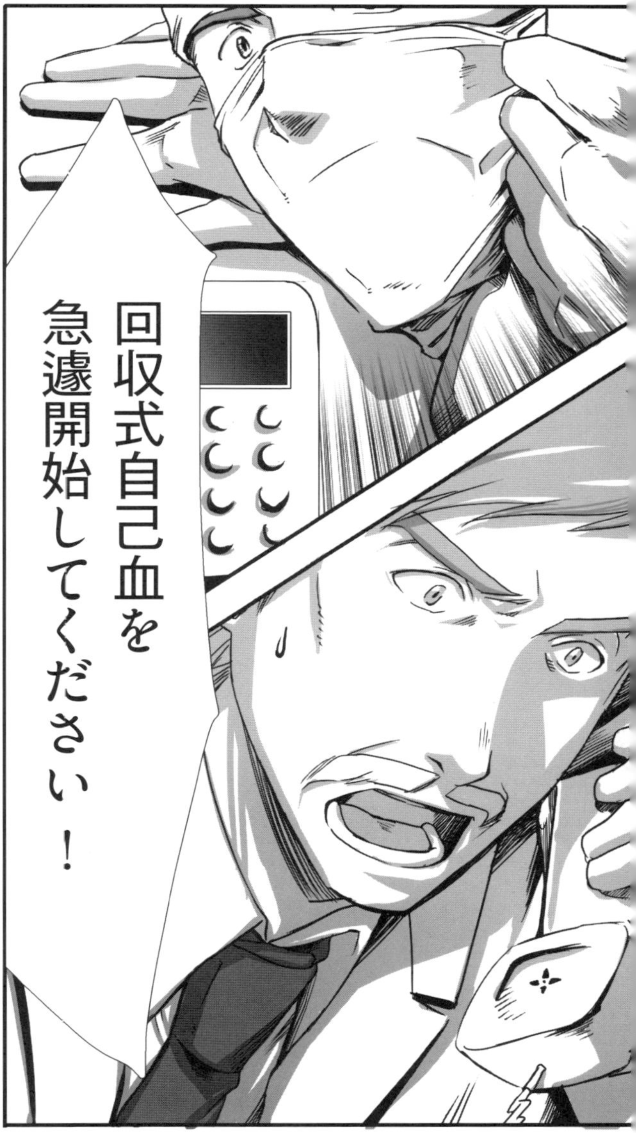

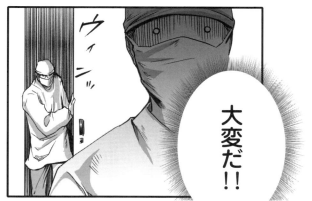

用語3　回収式自己血と希釈式自己血

回収式自己血は術野(あるいは閉鎖腔)に出る血液を吸引して、洗浄・フィルター濾過してから戻すもので、術中か術後に行う。血液成分のうち赤血球だけが戻される。術中回収式の適応は、中等量の出血が予想される手術、たとえば、心臓手術などである。ただし、脂肪組織の混入や無菌性が保たれない可能性がある。
希釈式自己血輸血は、手術開始直前に麻酔下で十分量の補液後、自己血採血バッグに麻酔科医が貯血して、必要に応じて術中に輸血する。術中の出血は希釈された血液であり、失う赤血球が少ないという利点があるが、患者の循環器系に負荷はかかる。また、手術開始までに時間を要する。

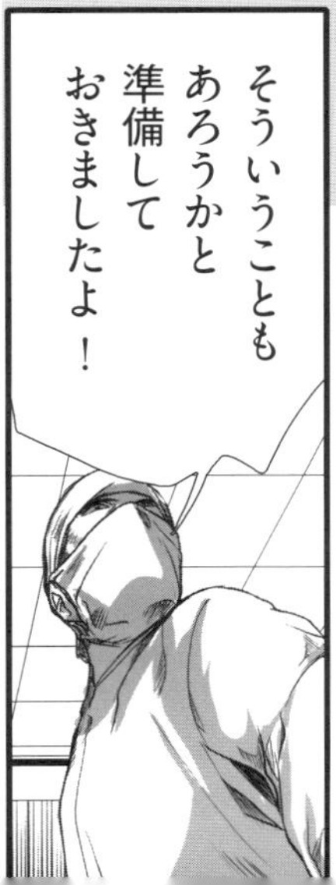

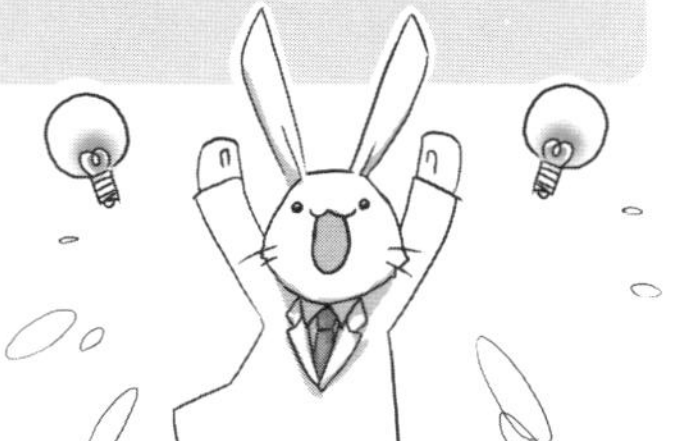

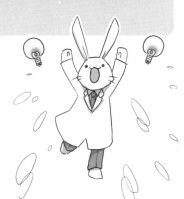

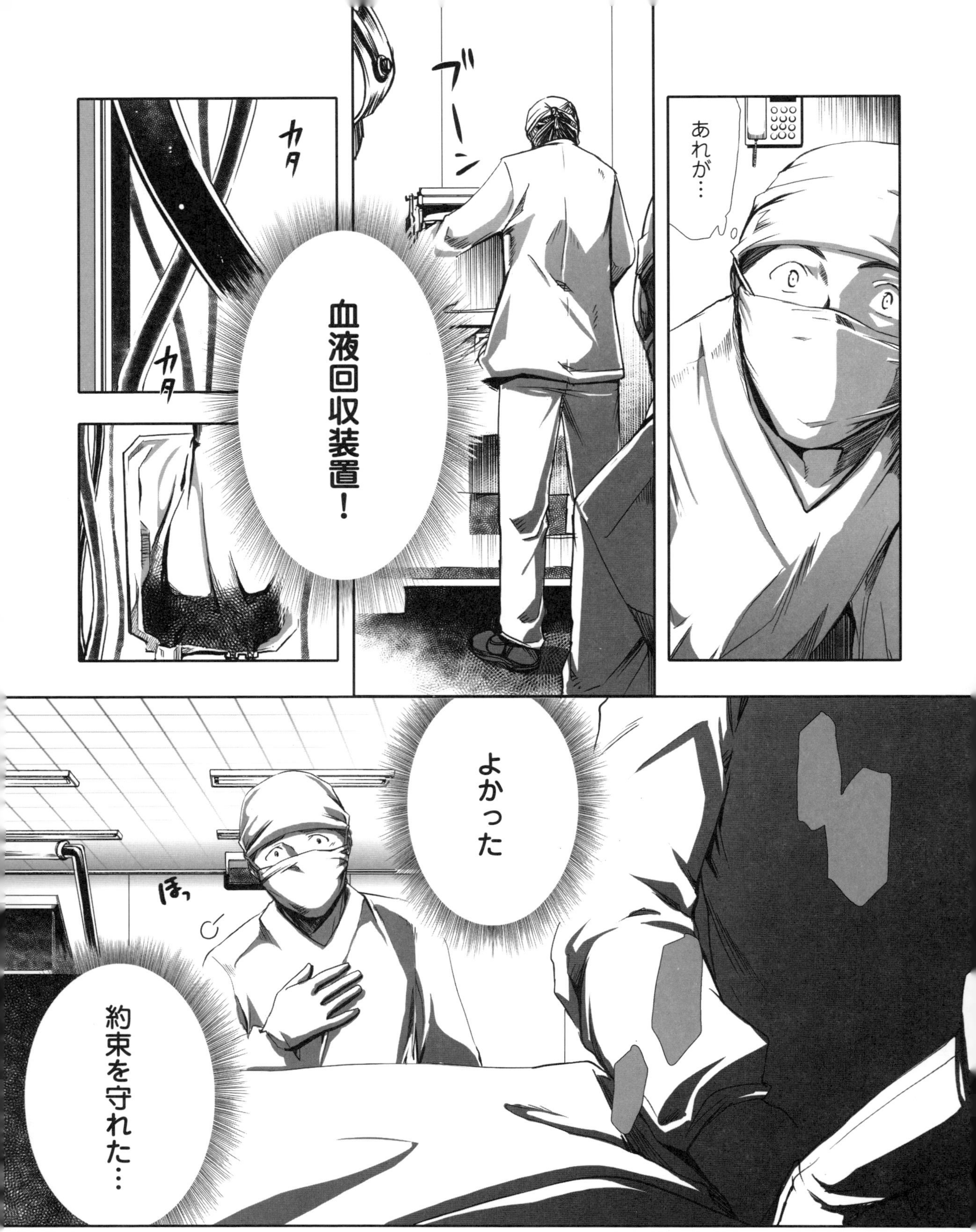

あれが…
ブーン
血液回収装置！
カタ
カタ
よかった
ほっ
約束を守れた…

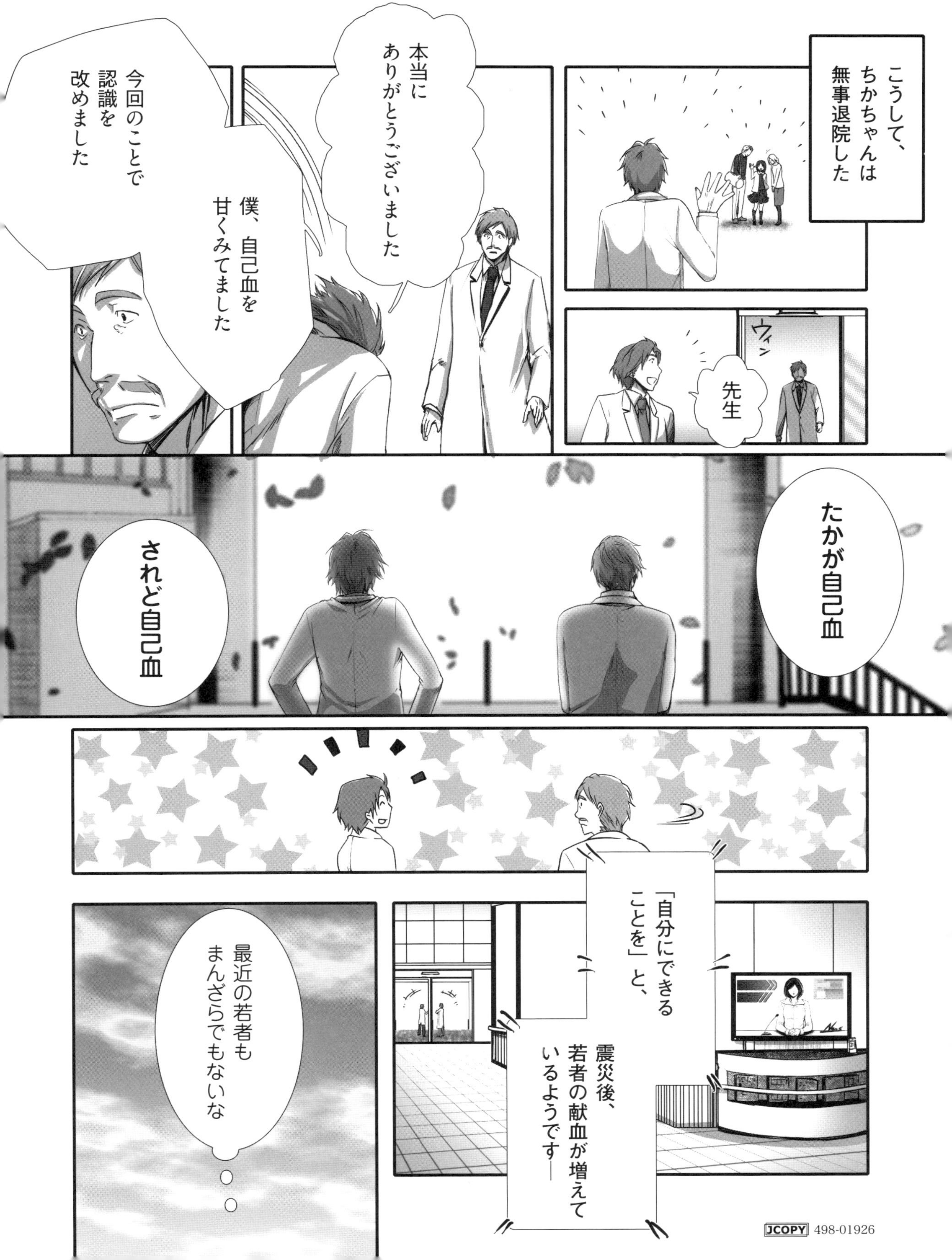
こうして、ちかちゃんは無事退院した
ウィン
先生
本当にありがとうございました
僕、自己血を甘くみてました
今回のことで認識を改めました
たかが自己血
されど自己血
「自分にできることを」と、
震災後、若者の献血が増えているようです―
最近の若者もまんざらでもないな

第Ⅰ章のまとめ

［自己血輸血とは］

☑ 手術時に自分の血液を輸血して、他人血の副作用を避ける方法。

［自己血輸血の種類］

☑ ①貯血式、②（術前）希釈式、③（術中）回収式がある。

☑ 貯血式自己血輸血は比較的簡易な方法であり、外来で貯血可能。

［貯血式自己血輸血］

☑ 適応：①予想術中出血量が 600mL 以上。②全身状態が良好な待機手術の患者。③まれな血液型あるいは赤血球不規則抗体陽性患者。

☑ 適応疾患•適応手術：①整形外科：股関節置換術、膝関節置換術、側弯矯正術。②産科：前置胎盤、筋腫合併妊娠など。③泌尿器科：前立腺全摘除術。④冠動脈バイパス術。⑤骨髄採取前の貯血。

☑ 非適応：①感染症とその可能性有の状態（肝炎、結核、エルシニア、抜歯後など）。②不安定狭心症、左室流出路狭窄、大動脈弁狭窄。

☑ 長所：①輸血後感染症なし。同種免疫反応やアレルギー反応なし。

☑ 短所：①本人が貧血になる。②通院日数が増える。③時に血管迷走神経反射が起こる。

☑ 手順：手術の数週間前に抗凝固剤（CPD あるいは MAP）入りの血液バッグに採血して冷蔵保存。手術時の出血量に応じて輸血する。患者確認と採血時の 2 回消毒がポイント。

［回収式自己血輸血］

☑ 手術中に術野あるいは閉鎖空に出た血液を吸引、洗浄して赤血球のみ戻す方法。装置の準備が必要。無菌性の確保が難しい。

［希釈式自己血輸血］

☑ 麻酔後手術直前に、補液してから麻酔科医が貯血する。循環血液が希釈されて薄くなるため、術中出血の赤血球数は少なくなる。短所は循環負荷と手術開始までに時間がかかること。

［特発性側弯症での自己血輸血］

☑ 脊柱の S 字状変形。矯正手術は若年で受けることが多い。800 ～ 1,200mL と出血量が多いため貯血＋回収式で対応することもある。学業等に配慮して貯血計画を立てる。

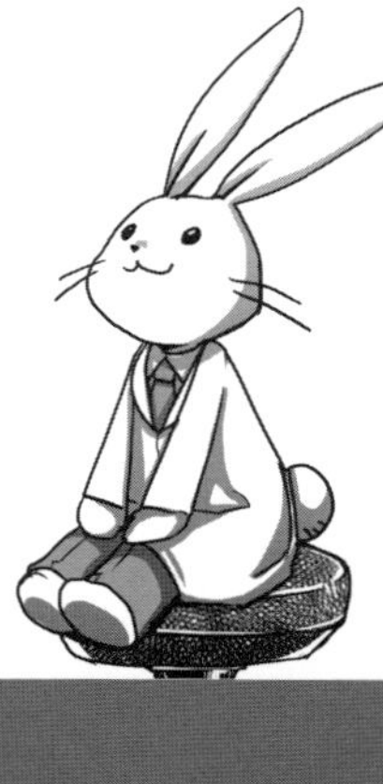

1 自己血でも「ならぬことはならぬものです」、什の掟にならって

ある城下街で私は研修医の一年間を過ごしました。そこには会津藩の家訓を子どもたちに伝える「什の掟(じゅうのおきて)」があります。「あります」と現在形で書いたのは、現代版の「あいづっこ宣言」が今でも使われているからです。これには「青少年問題が増加するなかで、こんな子どもに育ってほしい、大人もこういう人になろうという誓い」がこめてられているそうです。「什の掟」は本やテレビ番組で何度も取り上げられているので、ご存知の読者も多いと思いますが、一部を紹介すると、

一、うそを言うことはなりませぬ。一、卑怯な振る舞いをしてはなりませぬ。一、弱い者をいじめてはなりませぬ。(中略)そして、最後が「ならぬことはならぬものです」という、あの有名な一文です。私も「什の掟」にならって「自己血の掟」なるものを綴ってみます。

ならぬことはならぬものです

貯血式自己血輸血は簡単で安全な輸血法として知られていますが、実は「してはならない」場合があります。つまり禁忌です。皆さんご存知でしたか?

貯血禁忌は、①菌血症、②下痢、③不安定狭心症、④高度の大動脈弁狭窄症であるとガイドラインに(目立たないように)書いてあります。本来であれば赤い文字で大きく書いてあってもよいはずですが、自己血輸血はその利点だけが強調されていて、禁忌の周知がなされていないのが現実なのです。その他、大動脈弁狭窄症と同じ病態をとる肥大型心筋症も禁忌です(これは私の著書以外には記載がありませんが、知っておくべきです)。

禁忌ではないものの施設ごとに非適応に定めることができる病態や条件があります。それらは、感染症(ＨＢＶ、ＨＣＶ、いずれもウイルスが核酸検査で陽性の場合)、高齢者(70歳以上は慎重に、80歳以上は行わない施設もある)、抗リン脂質抗体症候群(血栓症)です。自己血貯血は禁忌が少なく、安全性の高い医療行為です。しかし、できないものもあるのです――「ならぬことはならぬもの」なのです。

実際には禁忌かどうか迷う場合もあるでしょう、私どもの

JCOPY 498-01926

対応を記しますので参考にしてください。

①菌血症は別名「敗血症」ですが、高熱を伴う場合には、誰が見ても自己血貯血ができるような状態ではありません。しかし、菌が潜在している場合には、その判断が難しいのが現実です。いちいち、血液培養をすることはできません。そこで私どもの施設では、下痢症状、急性の感染症状がある場合と難治性の慢性感染症と診断されている場合には、菌血症と同様の状態にあると考えて、貯血しないことに決めています。同じく抜歯後3日間は貯血禁止です。迷う場合には、血液像とＣＲＰを追加検査して判断します(ただし妊婦はＣＲＰが陽性の場合が多いので熟考する)。

②下痢症状はどのくらい前まで含めるのでしょうか？ ガイドラインには「4週間以内の下痢」と記載されています。これはエルシニア感染症を念頭においたもののようです。現実的には4週間以内に「ちょっとでも下痢」があったら全て貯血の非適応とするには厳しすぎます。判断に迷う場合には便(細菌培養)検査をするのが理想でしょうが、そんな時間はありません。細菌性下痢の可能性は低いが下痢ぎみだったという場合にはどうしたらよいのでしょうか？ その時は、一旦貯血しておいて、手術で自己血を輸血するまでに1～5週間の時間があるので、その間に総合的に判断します。基本的なことですが、次回来院時、患者さん本人に様子を報告してもらうことで判断します。例えば「再び下痢になった」「周りに類似の症状の人がいた」「熱が出た」などの情報があれば前回貯血した血液は使いません。また、貯血時の検体で血液像やＣＲＰ測定を行うといった対策も役に立ちます。

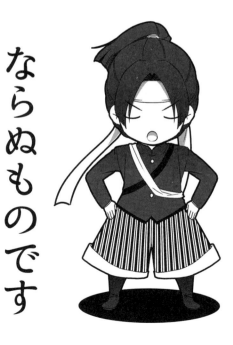

ならぬものは ならぬものです

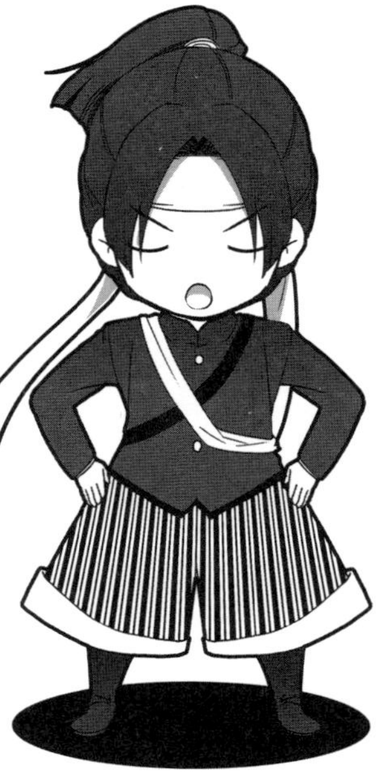

＊　＊　＊

「ならぬことはならぬものです」は、凜(りん)とした一文です。頑固で一途な会津気質はこの掟から生まれていると言われています。しかし、私の記憶の中の会津人は寛容で優しい人たちばかりです。お世話になった皆様に、いまでも感謝しています。

第II章 貧血なのに採血？ —妊婦の自己血—

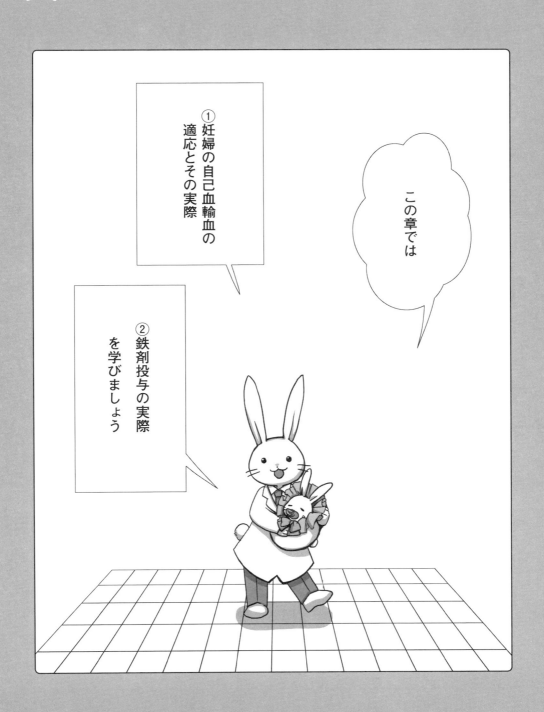

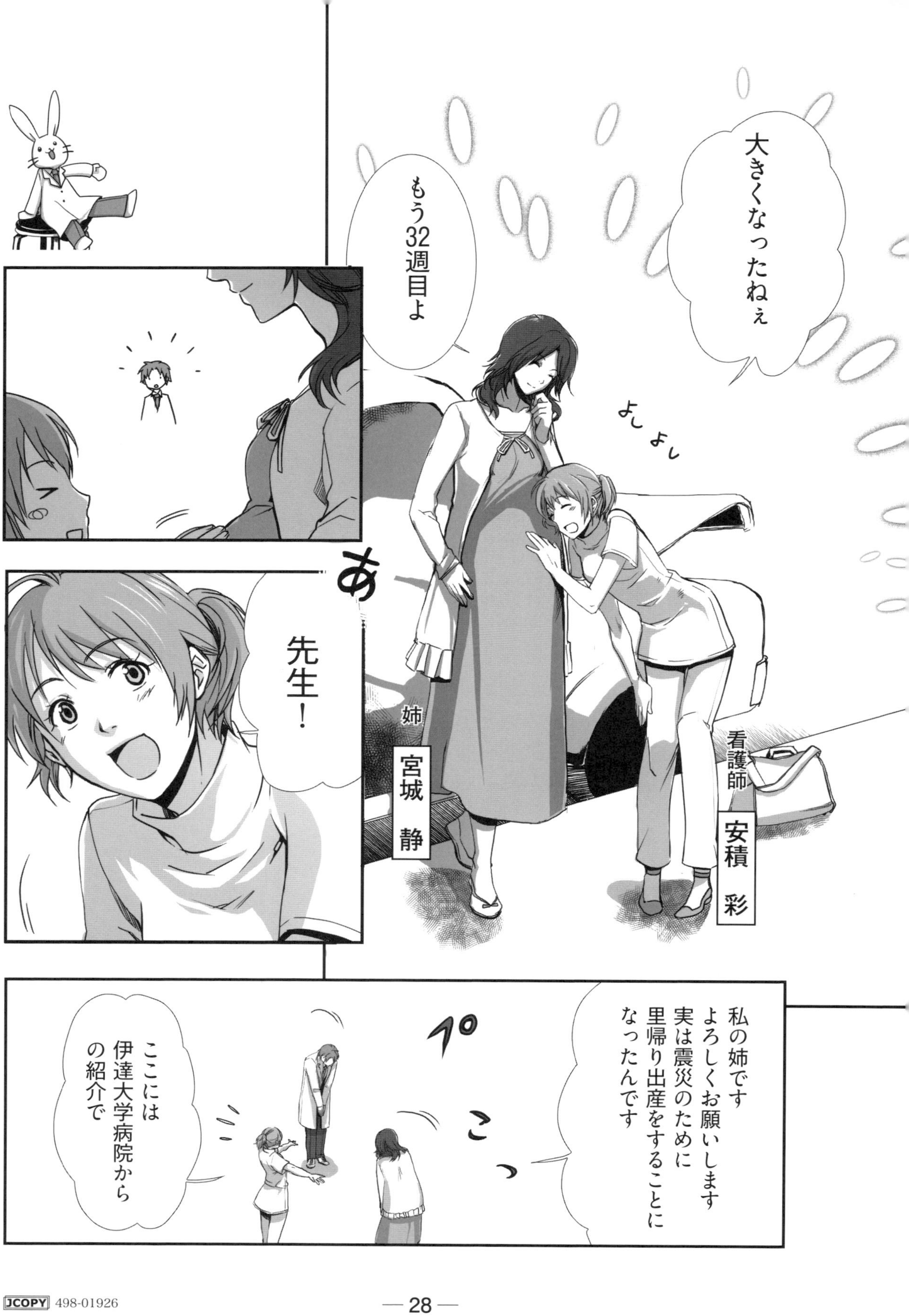
大きくなったねぇ
もう32週目よ
よしよし
看護師
安積　彩
姉
宮城　静
あ
先生！
私の姉です
よろしくお願いします
実は震災のために
里帰り出産をすることに
なったんです
ペこっ
ここには
伊達大学病院から
の紹介で

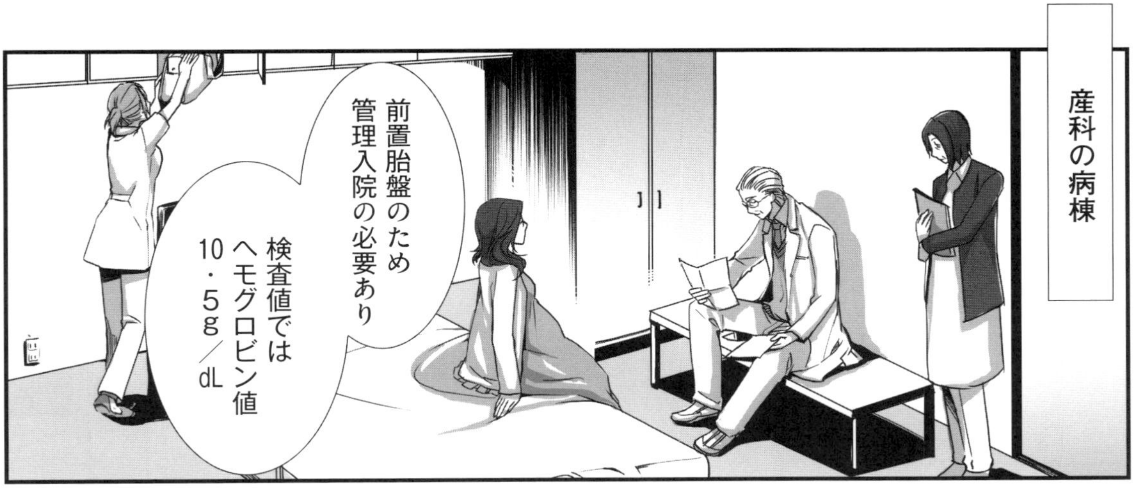
産科の病棟
前置胎盤のため
管理入院の必要あり
検査値では
ヘモグロビン値
10・5g/dL

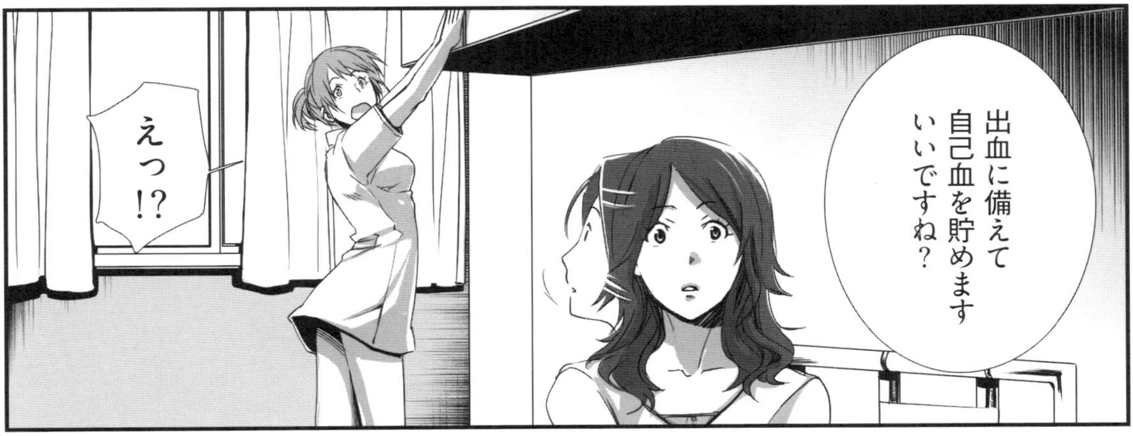
出血に備えて
自己血を貯めます
いいですね？
えっ!?

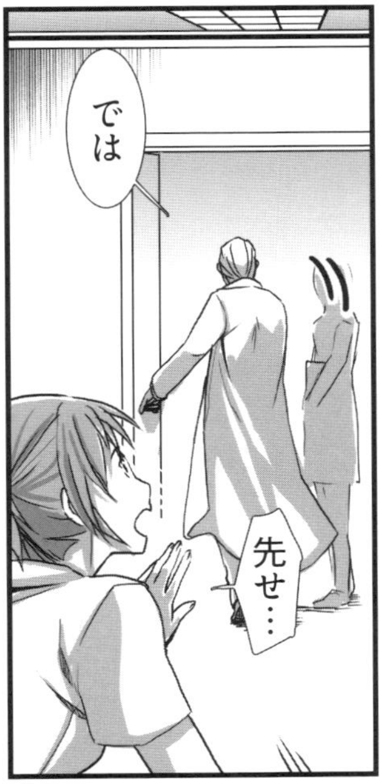
では
先せ…

用語4　前置胎盤

胎盤の一部または大部分が正常より低い子宮壁に付着して、組織学的内子宮口にまでおよぶ状態。癒着胎盤、弛緩出血とともに周産期の異常・大量出血を起こしやすい病態。子宮口をおおう程度により全、部分、辺縁前置胎盤に分類される。早産防止と出血予防のため28週以降は管理入院として経過観察をする。無症状なら37週以降に帝王切開を予定する。（入院していることから）この疾患は妊婦の自己血輸血貯血で最もよい適応である。前置胎盤の帝王切開の出血量の中央値は1,500～1,800 gと通常の帝王切開より多い。引用文献：（6）。

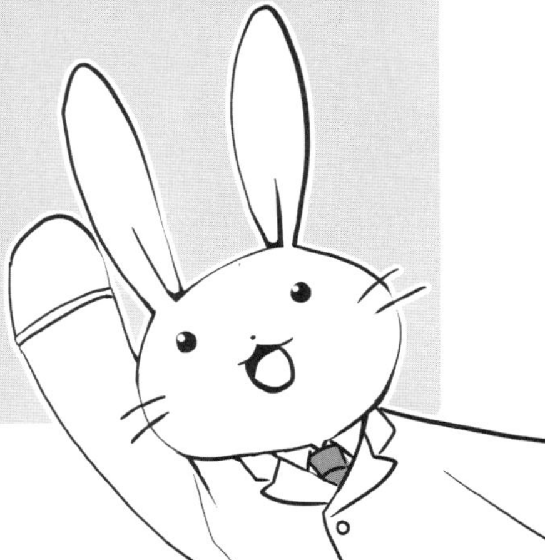

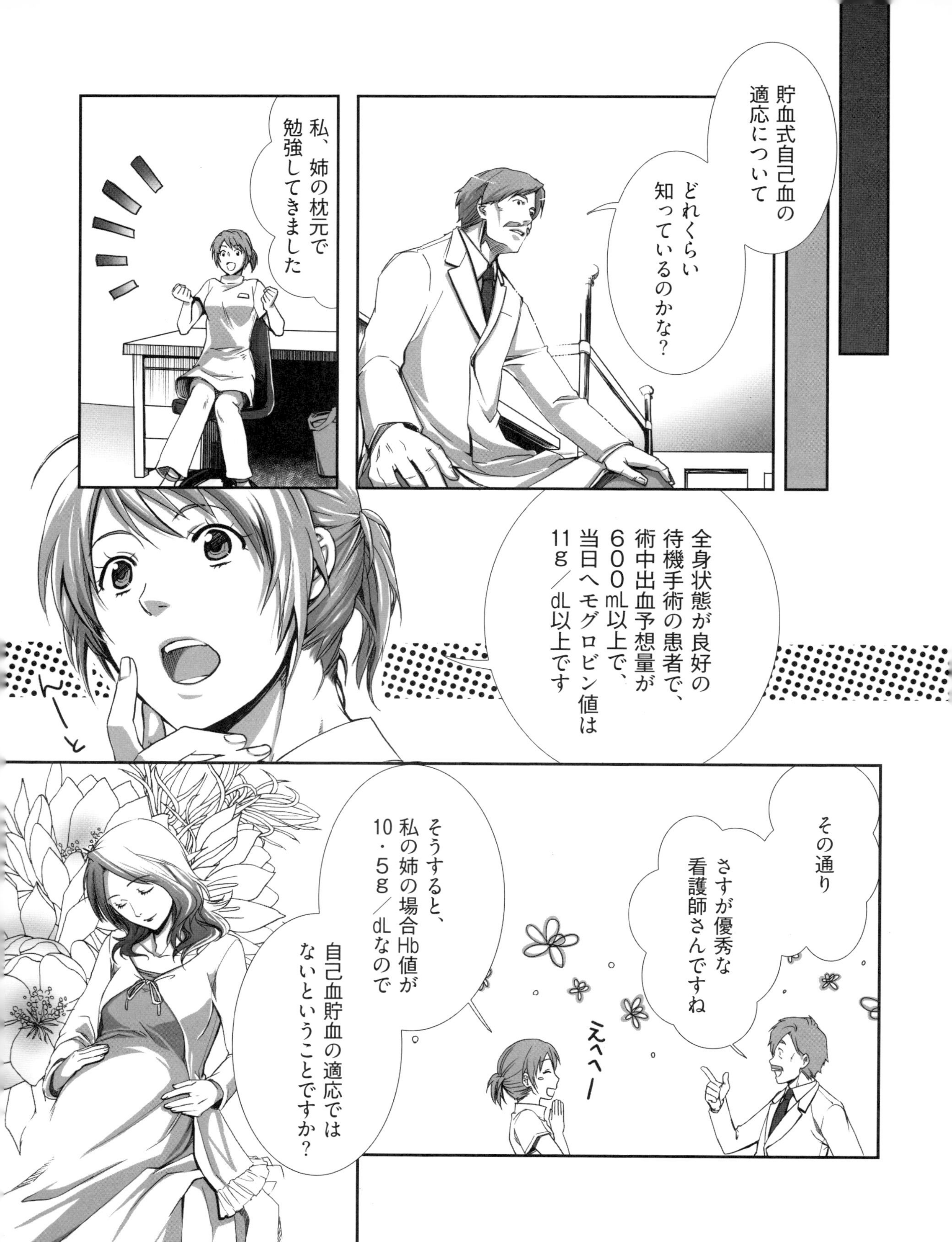
貯血式自己血の適応について
どれくらい知っているのかな？
私、姉の枕元で勉強してきました
んーと
全身状態が良好の待機手術の患者で、術中出血予想量が６００mL以上で、当日ヘモグロビン値は11ｇ／dL以上です
その通り
さすが優秀な看護師さんですね
えへへー
そうすると、私の姉の場合Hb値が10・５ｇ／dLなので
自己血貯血の適応ではないということですか？

妊婦さんは
妊娠後期には
貧血になっていく場合が
多いが、
それ以上に
ヘモグロビン値や
ヘマトクリット値が
低くなっている

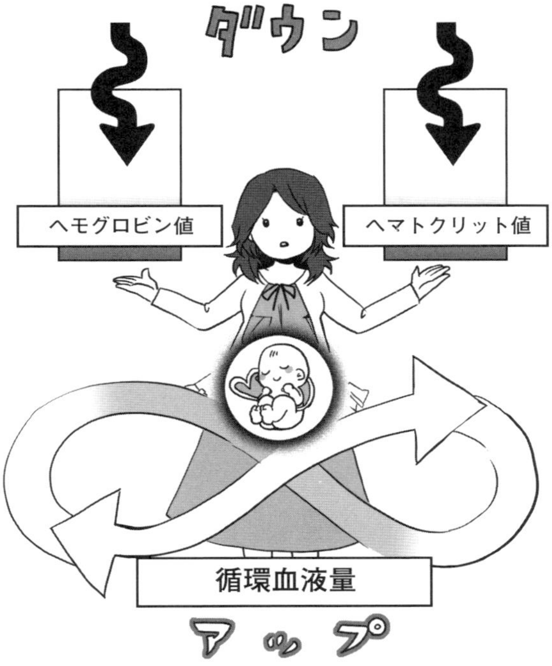
ダウン
ヘモグロビン値
ヘマトクリット値
循環血液量
アップ

これは全身の循環血液量が
多くなっているためで、
簡単に言えば
血液が薄まっている
ということなんだ

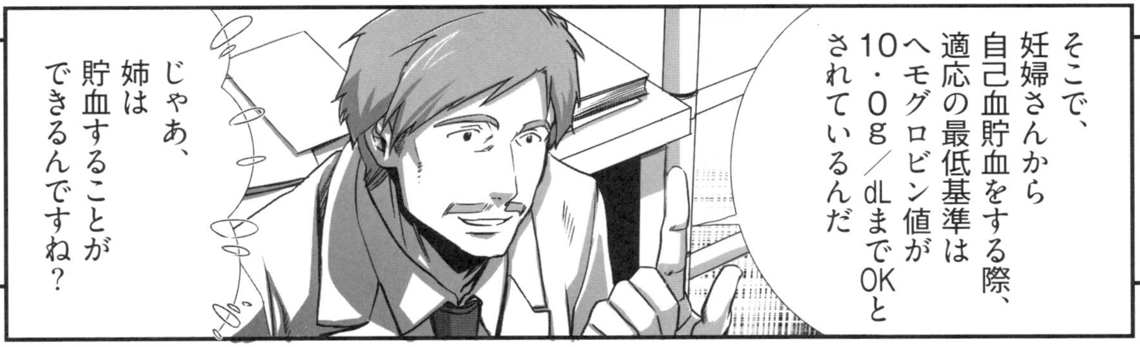
そこで、妊婦さんから自己血貯血をする際、適応の最低基準はヘモグロビン値が10・0g／dLまでOKとされているんだ
じゃあ、姉は貯血することができるんですね？

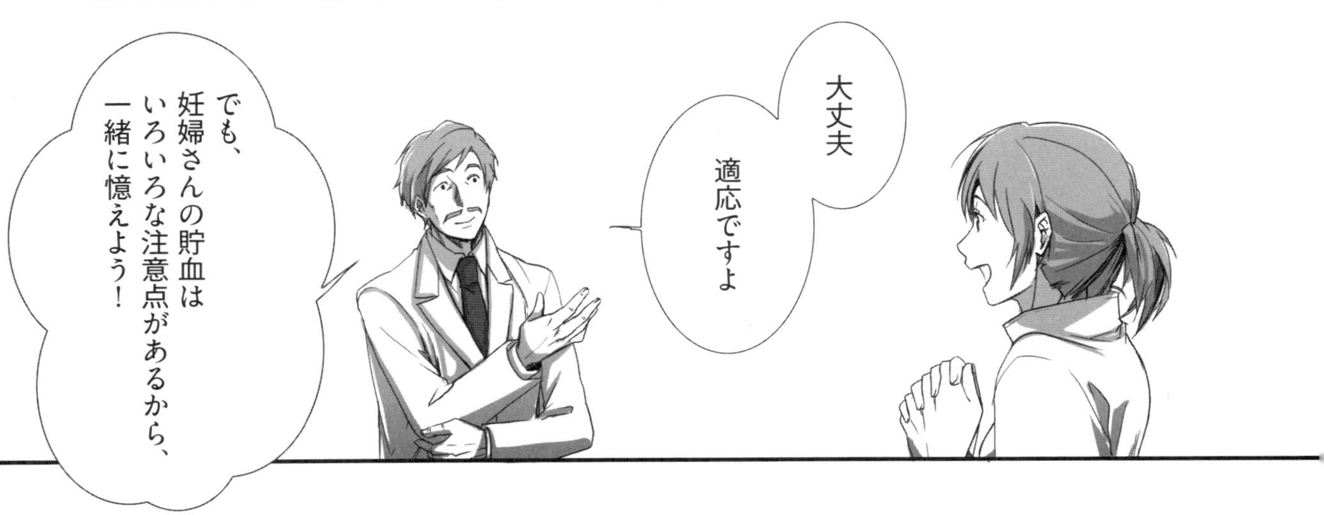
大丈夫
適応ですよ
でも、妊婦さんの貯血はいろいろな注意点があるから、一緒に憶えよう！

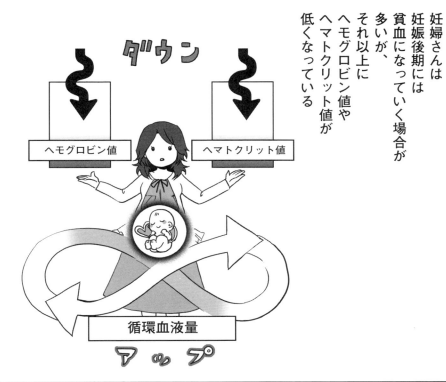

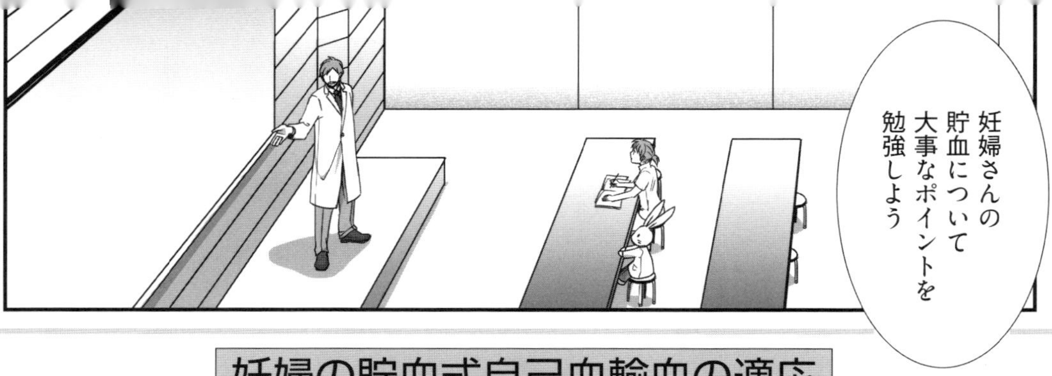
妊婦さんの貯血について大事なポイントを勉強しよう

妊婦の貯血式自己血輸血の適応

1. 適応病態
   - 前置胎盤（低位胎盤）およびこれに類するもの
   - 帝王切開の既往（複数回手術の既往または前回大量出血）
   - 前回出産時大量出血
   - 筋腫合併妊娠
   - 多胎妊娠
   - 赤血球不規則抗体陽性あるいはまれな血液型
2. 妊婦特有の適応
   ①妊婦では AB 型で RhD 陰性であればまれな血液型に準じて扱う
   ②筋腫合併妊娠、複数回帝王切開既往では、結果として経膣分娩となる場合も、貯血して望む場合が多い
   ③妊婦では循環血液量が多いので Hb10.0 g/dL あれば貯血可能
   ④貧血でも鉄剤投与により、適応になっていく場合が多い

妊婦の貯血式自己血輸血の手順

側臥位で実施
↓
補液開始
↓
胎児心拍数モニター実施
↓
70%エタノール消毒
↓
10%ポビドンヨード消毒 2 回（乾くまで待つ）
↓
チューブを閉じた状態で穿刺後開放（空気を入れないため）
↓
採血・患者の状態確認
↓
最大 300 mL まで採血・撹拌する
↓
チューブを閉じる
↓
鉄剤静注
↓
抜針・止血・安静・胎児心拍数モニター 15～30 分間
↓
ラベル確認

妊婦の貯血式自己血輸血の注意点

①凝固能が亢進しているので、400 mL 用のバッグに 300 mL までの貯血に量を控える（問題ないとの意見もある）

②産科では手術日・出産日には幅がある（自然分娩が選択される場合もある）ので保存期限を考慮して、貯血する

③妊婦の仰臥位低血圧症候群予防のため、側臥位で採血することになっている（実際にはほとんどの妊婦さんは仰臥位を希望するので、終了時の低血圧に十分注意する）

④準備した自己血を使わない場合が 4 割程度（自験例）あるので、廃棄の可能性について説明が必要である

⑤危機的大量出血に備えるものではないので、貯血最大目標量は 1,200 mL である。実際には貧血等もあり 900 mL が平均的量

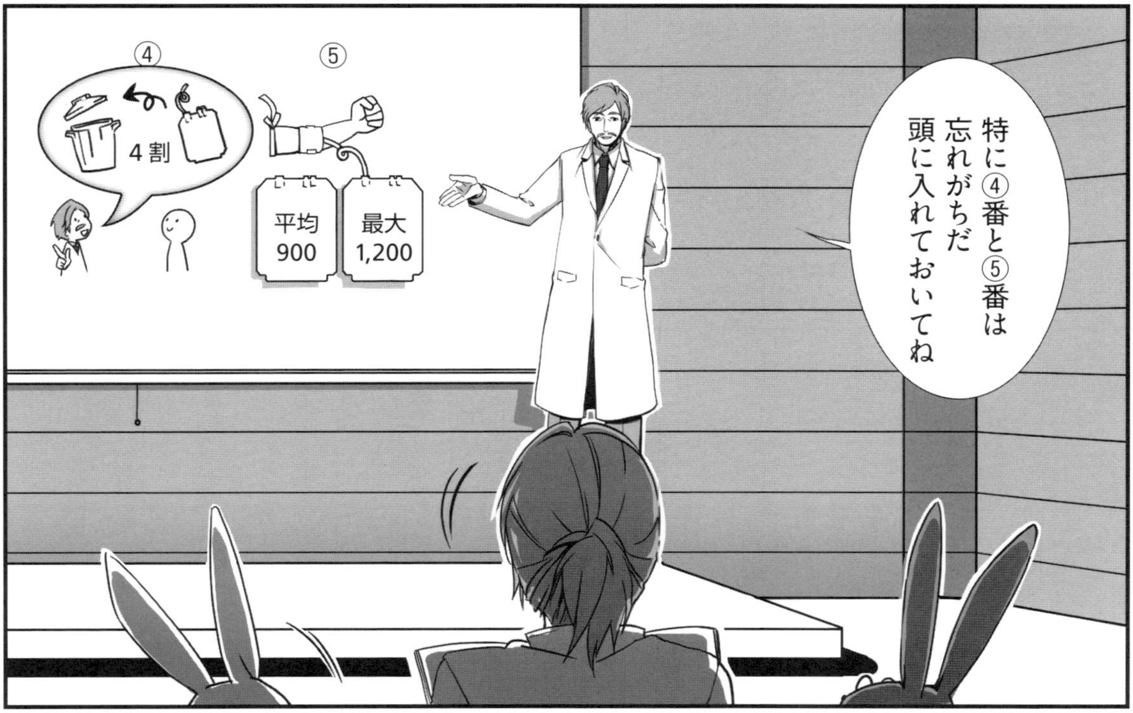

特に④番と⑤番は
忘れがちだ
頭に入れておいてね
④
4割
⑤
平均
900
最大
1,200

JCOPY 498-01926

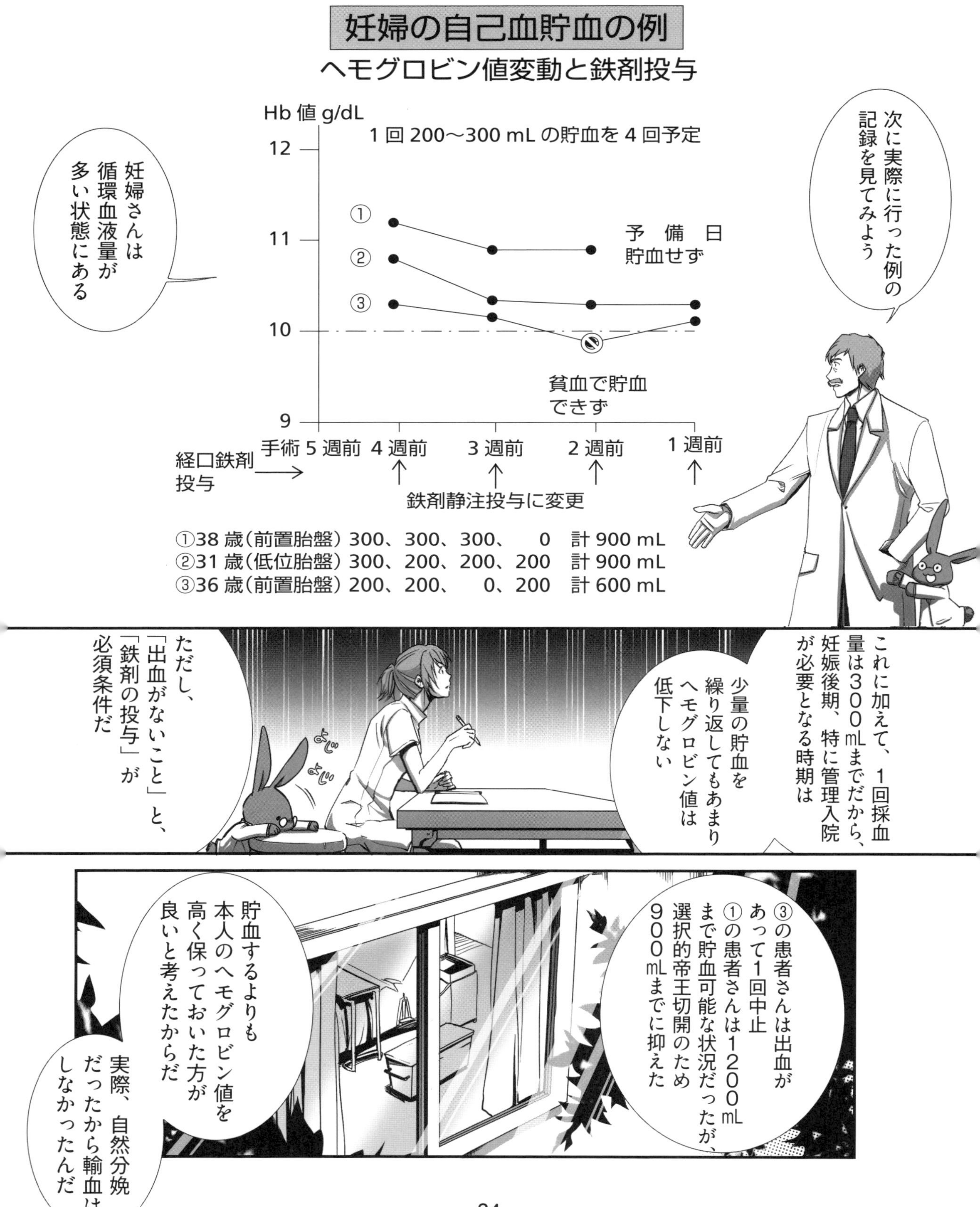

次に実際に行った例の記録を見てみよう
妊婦の自己血貯血の例
ヘモグロビン値変動と鉄剤投与
Hb 値 g/dL
1 回 200〜300 mL の貯血を 4 回予定
12
11
10
9
①
②
③
予 備 日
貯血せず
貧血で貯血
できず
経口鉄剤
投与
手術 5 週前
4 週前
3 週前
2 週前
1 週前
鉄剤静注投与に変更
①38 歳（前置胎盤）300、300、300、 0 計 900 mL
②31 歳（低位胎盤）300、200、200、200 計 900 mL
③36 歳（前置胎盤）200、200、 0、200 計 600 mL
妊婦さんは循環血液量が多い状態にある
これに加えて、1回採血量は300mLまでだから、妊娠後期、特に管理入院が必要となる時期は
少量の貯血を繰り返してもあまりヘモグロビン値は低下しない
ただし、「出血がないこと」と、「鉄剤の投与」が必須条件だ
よじよじ
③の患者さんは出血があって1回中止 ①の患者さんは1200mLまで貯血可能な状況だったが、選択的帝王切開のため900mLまでに抑えた
貯血するよりも本人のヘモグロビン値を高く保っておいた方が良いと考えたからだ
実際、自然分娩だったから輸血はしなかったんだ

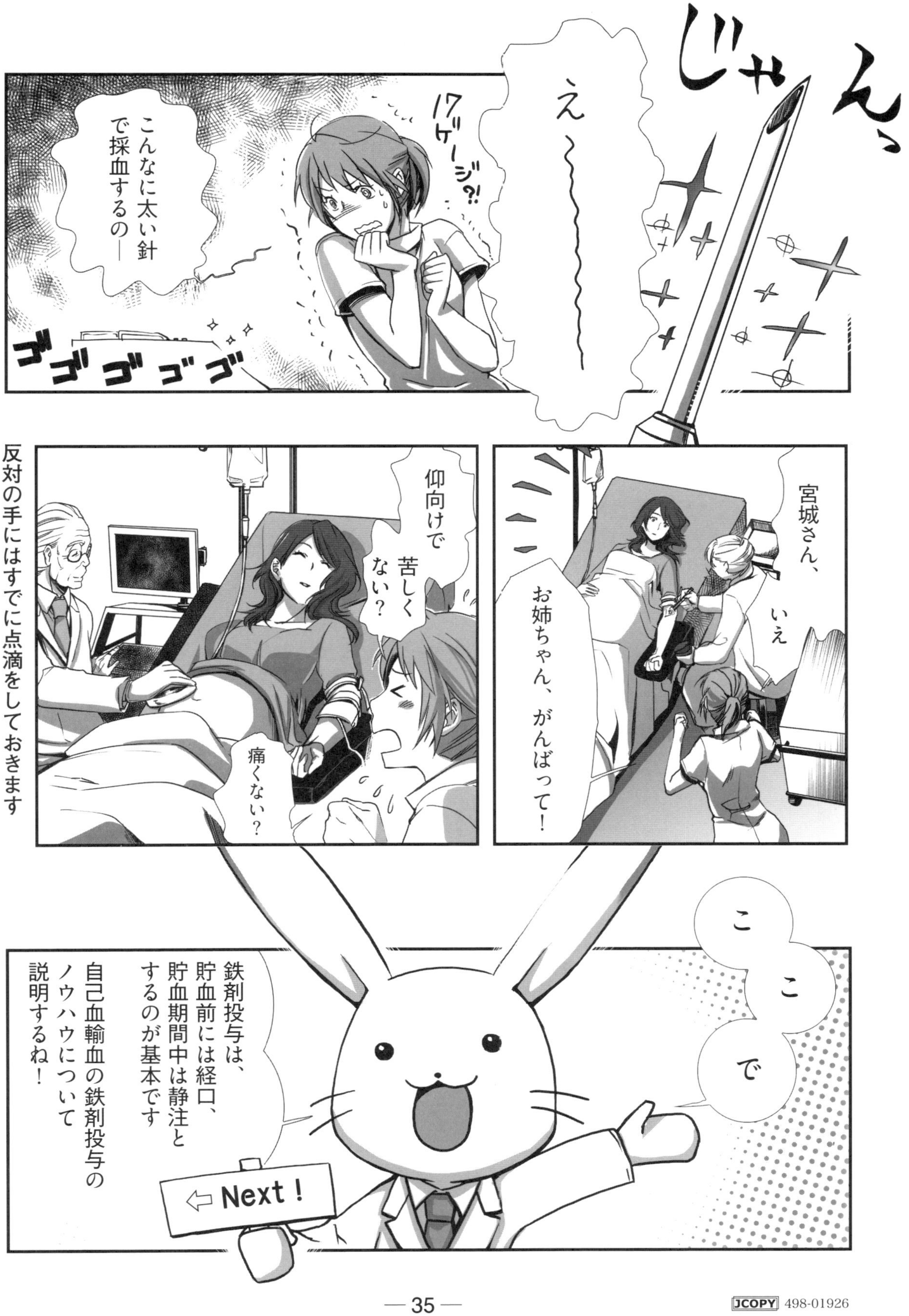

JCOPY 498-01926

自己血輸血での鉄剤投与のノウハウ

・鉄分の補充は経口鉄剤の内服が原則だけど、吸収率が劣るから、貯血 1 週間前から始めておかなければ十分な効果は期待できないよ。

・もちろん、貯血前でも胃腸障害や便秘などがあれば、速やかに注射剤に切り替える。

・注射剤は生食などの補液に混注すると配合変化して凝結することがあるから、ブドウ補液で行うよ。

・300 mL の貯血ではおよそ 120 mg の鉄が失われるから、その分を補充する。

・一方、鉄を排除する仕組みを人間は持っていないから、連日静脈注射してしまうと過剰投与になる可能性があるから要注意。

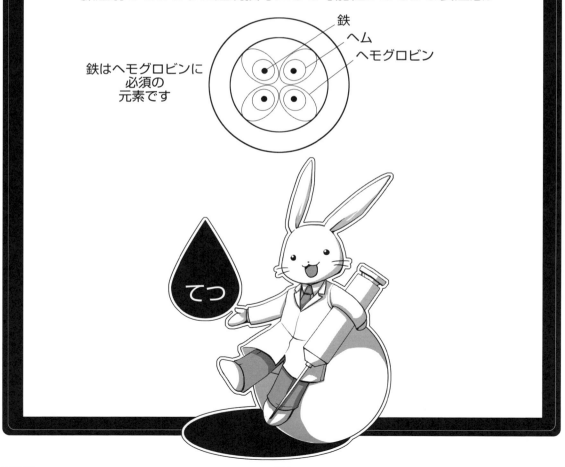

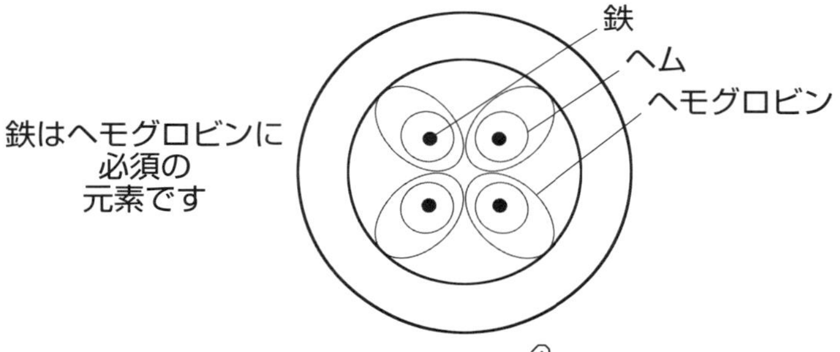

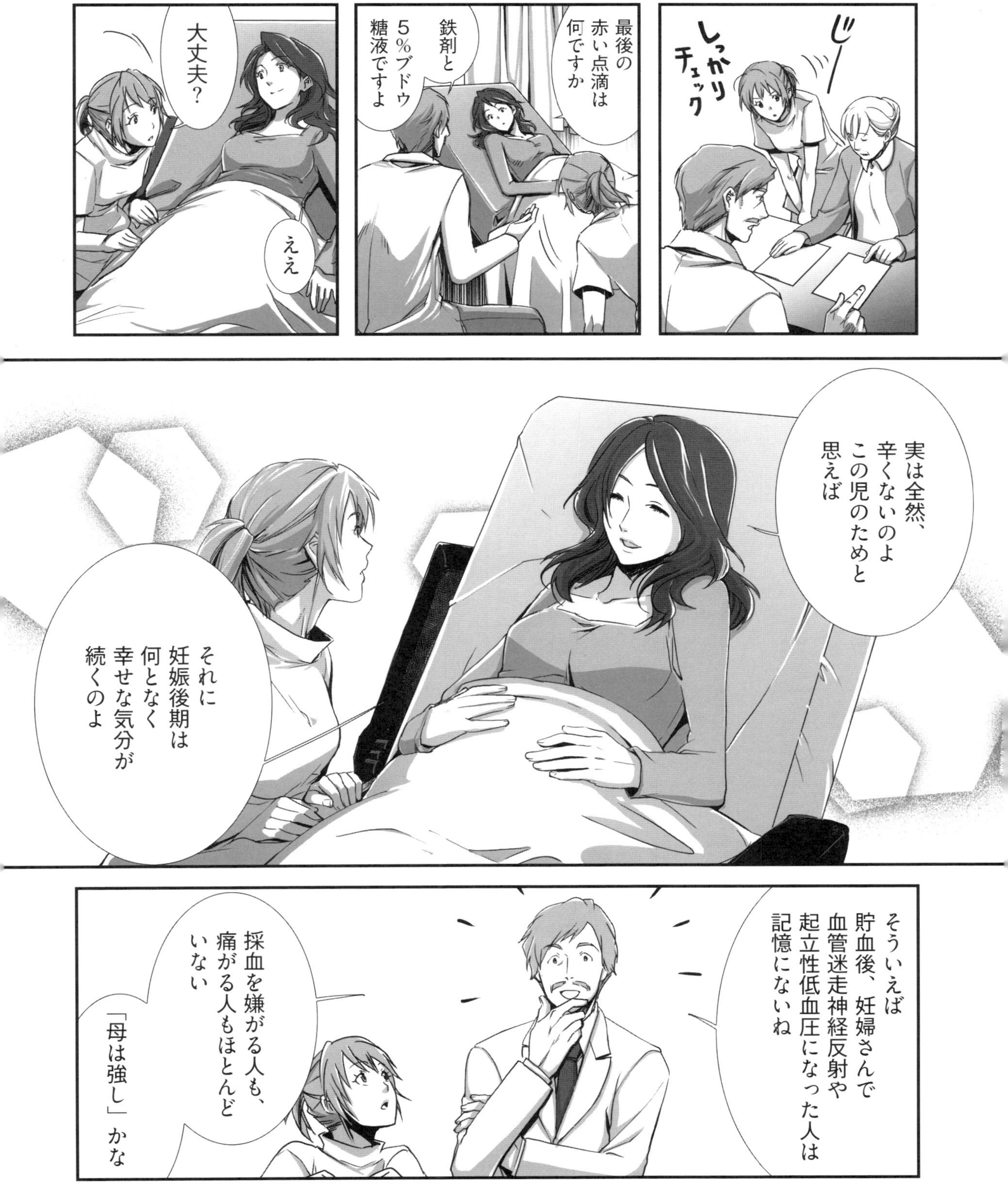
じー
しっかりチェック
最後の赤い点滴は何ですか
鉄剤と5％ブドウ糖液ですよ
大丈夫？
ええ
実は全然、辛くないのよこの児のためと思えば
それに妊娠後期は何となく幸せな気分が続くのよ
そういえば貯血後、妊婦さんで血管迷走神経反射や起立性低血圧になった人は記憶にないね
採血を嫌がる人も、痛がる人もほとんどいない
「母は強し」かな

JCOPY 498-01926

その後、宮城 静は妊娠37週
で帝王切開
出血量は1000mL（羊水込み）
自己血の輸血で足りた
手術終了時のヘモグロビン値は、
補液による希釈もあって
9・6g／dL、
翌日は10・0g／dL
母児とも健康である

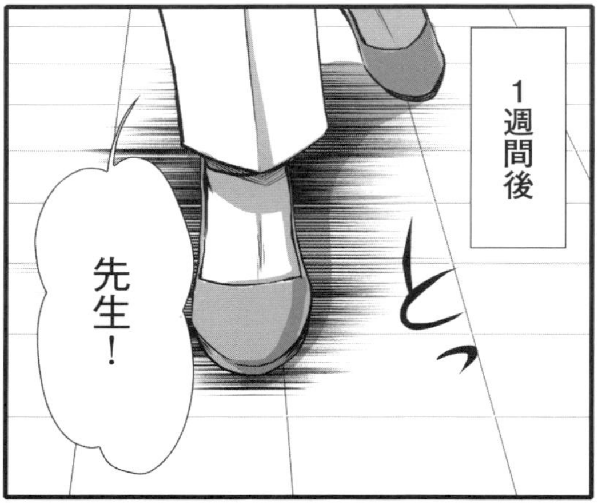

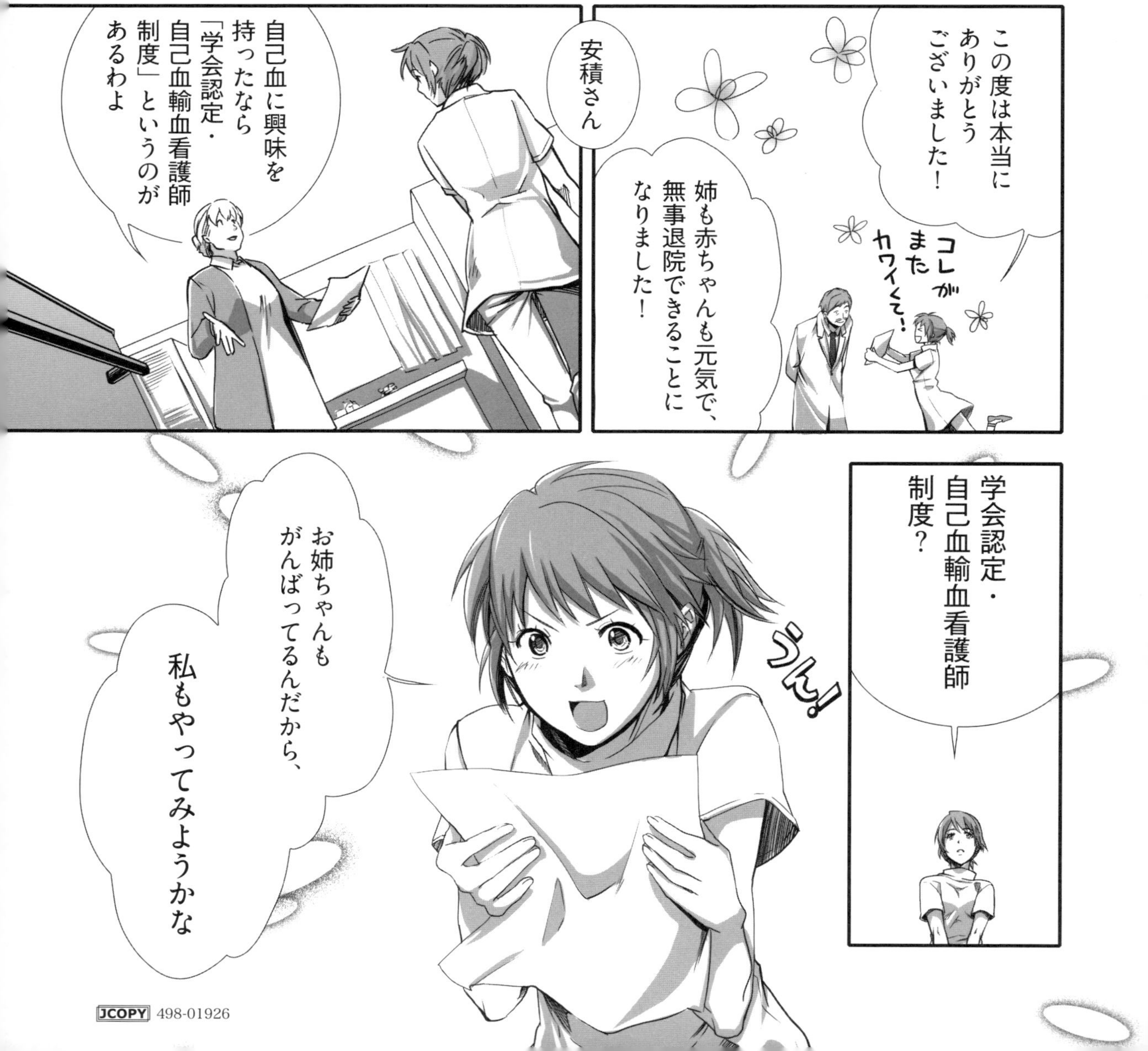

JCOPY 498-01926

第Ⅱ章のまとめ

［妊婦の自己血輸血］

☑ 適応病態：①前置胎盤、②帝王切開の既往、③前回出産時大量出血、④筋腫合併妊娠（②④は結果として経腟分娩でも貯血する場合がある）、⑤多胎妊娠、⑥赤血球不規則抗体陽性、あるいはまれな血液型（AB 型で RhD 陰性はまれな血液型扱い）。

☑ 妊婦特有の適応：通常 Hb 11.0g/dL 以上のところ、妊婦は循環血液量が多いので Hb 10.0g/dL 以上で可能。

☑ 手順：妊婦特有の注意点

①仰臥位低血圧症候群予防のため側臥位で行う方がよい。

②胎児心拍数モニターを行う。

③ 1 回 300mL 程度の貯血に抑える。

④手術日・出産日に幅があるので保存期限を考慮して貯血。

⑤準備しても輸血の必要がなく、自己血が廃棄される場合があることを説明する。

［鉄剤投与］

☑ 貯血 1 週間前から経口鉄剤投与を始めておくことが理想。

☑ 経口鉄剤で消化器症状などの副作用が出れば、静注鉄剤に変更。

☑ 貯血期間中は注射用鉄剤投与が原則。

☑ 静注鉄剤を混注する場合は生理食塩液ではなくブドウ糖液を使う。

☑ 300mL の貯血で約 120mg の鉄が失われる。

☑ 経口鉄剤は約 10%の吸収率しかない。

☑ **注意：鉄剤の連日静注は鉄過剰になる危険性あり。**

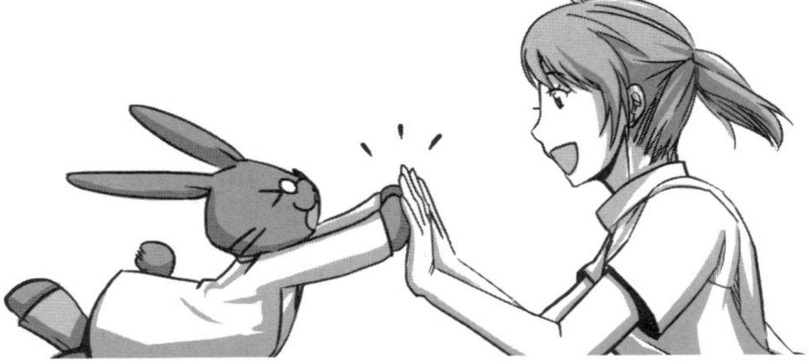

JCOPY 498-01926

COLUMN

2 なぜ、『マンガで学ぶ自己血輸血』を書いたのか？

私が本書『マンガで学ぶ自己血輸血』を書いた理由は、医療スタッフだけでなく患者さんにも自己血輸血を知ってほしかったからです。患者さんは学術論文や医学専門誌を読む機会が限られていますので、「漫画で表現したものを手に取ってもらうのはどうか？」と考えたわけです。自己血輸血をする前に、予備知識を得てもらえば、貯血がスムースに進むはずです。もちろん、もともとの読者層である医師や看護師の皆さんに知識を整理してほしいという目的もあります。とくに、中規模病院でこれから自己血採血を行う看護師さんや研修医の皆さんは、一度でも見たことがあれば見逃すことはない副作用を、経験がないため早期発見できない可能性があるからです(漫画を読めば体験できるわけではありませんが)。この『マンガで学ぶ自己血輸血』の第Ⅳ章では、血管迷走神経反射が起きている場面が描かれていますが、ここでも、少し詳しく書いておきます。

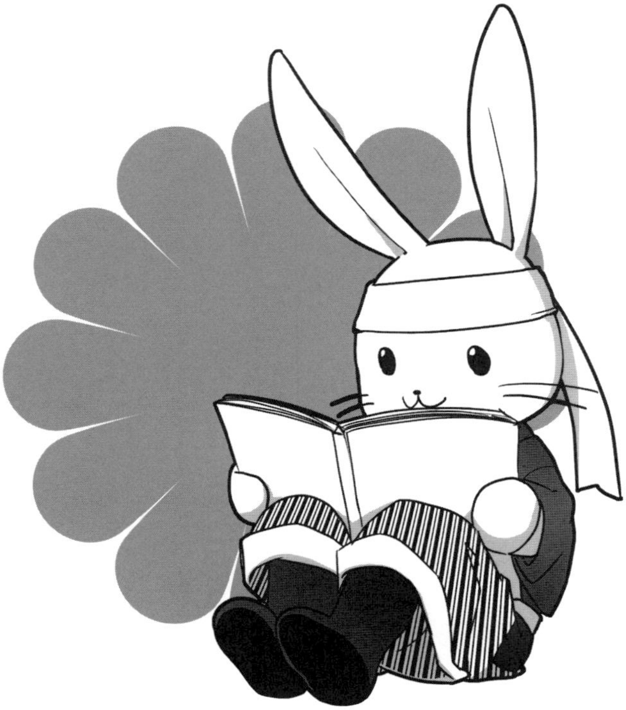

血管迷走神経反射の早期の見つけ方

自己血貯血時の三大副作用は——血管迷走神経反射、正中神経損傷、起立性低血圧症です。このうちＶＶＲ(vaso vagal reaction)と呼ばれている血管迷走神経反射が最も多く、経験的には自己血採血１００人に１～５人ほどの割合で見受けられます。私どもの施設ではいろいろな予防措置をしていますが、それでもこのぐらいの頻度で起こります。

「普段から血圧が低い若年の女性が、冬の午前中に採血されて、緊張が解けたころ気分が悪くなる」というのが典型的な例です。夜更かしをして、朝食を食べないなどの条件も重なると起こる可能性が高くなります。意外にも、初回ではなくて2回目の貯血で起こることもあります。

(この本以外には)ほとんど書いてありませんが、ＶＶＲの初発の症状は「生あくびをする」「無口になる」というものです。その後、徐脈になり血圧が20mmHgほど低下すると「気分が悪い(嘔気)」、あるいはひどい場合には「意識レベル低下」という状態になります。この副作用は「痛い」とか「苦しい」という症状はなく、患者さんからの訴えもありませんので、医療スタッフが「積極的に見つけ出す」という姿勢が大切です。

血管迷走神経反射(ＶＶＲ)への対応

［初発症状］欠伸、無口になる、手が冷たい(終了時の血圧測定時)。

［対策］会話をする、顔色を見る、気分不快がないか尋ねる、手足を動かすように指示する。

［注意点］採血後の血液バッグの処理のため、患者観察がおろそかになりがちな時間帯に起こる。

↓

［進行症状］焦点がぼやける(こちらを注視しない)、顔面蒼白。

［対策］血圧測定、補液スピードを速める(血管確保していなければすぐ静脈路確保)。頭位を下げる(電動採血ベッドの場合には水平にする。枕を取り、術者の方に顔を横向けにする)。ひざを立たせる。手を握る、肩をたたくなど体に触れながら、安心するように話しかける。

［注意点］深呼吸をさせることも良いが、若い女性ではそのまま過呼吸になることが心配されるので、1回だけの深呼吸に控える。

［次への準備］心電図モニター、酸素、アトロピン(シリンジ)を手元に。

↓

［さらに進んだ症状］こちらからの指示にすべて従っている

うちは、悪化はないと考えられるが、指示に従わなくなり、嘔気、呼吸苦を訴えるようになった場合。

【対策】一人で対応せずに人員を呼ぶ。血圧は継続して測定する。嘔吐に気をつける。

酸素吸入と心電図モニターの装着を行う。（モニター上明らかに）徐脈の場合にはアトロピンを投与する（心拍数をモニターしながら投与。通常1回1A　0・5mgで効果があるが、アトロピン1バイアルだけでは内容量が少ないのでワンショットで注射しても輸液回路チューブの中にとどまっているだけで血管内まで届かない。そこで生食液などで送る）。

【その後の対応】血圧が元に戻り、気分不快がなくなれば改善の兆しである。ここから15分間経過を見る。起立する前に再度血圧を確認する。

＊　＊　＊

2011年3月に東日本大震災が起こりました。自分なりに対応しましたが、被災地の役に立ったという実感はありませんでした。その後「原点にもどり自分の役割を果たすべきである」と考えて『看護師のための臨床輸血』（中外医学社）を急ぎ編集、入稿して、さらにこの本を書き始めたのです。停電の夜、満月のあかりの下で執筆したことが思い出されます。

登場人物は東北地方に所縁（ゆかり）のある名前になっていることに、読者の皆さんは気がついたでしょうか。岩城一馬は「いわき市」、若松遼は「会津若松市」、野口ちかは野口英世博士の母「野口シカ」、安積彩は「郡山市安積」から、宮城静は「保科正之の母・静」に因んで名付けさせていただきました。後日、マンガを描いていただいた桓田楠末さんが宮城県在住だとお聞きし、驚き、縁を感じました。

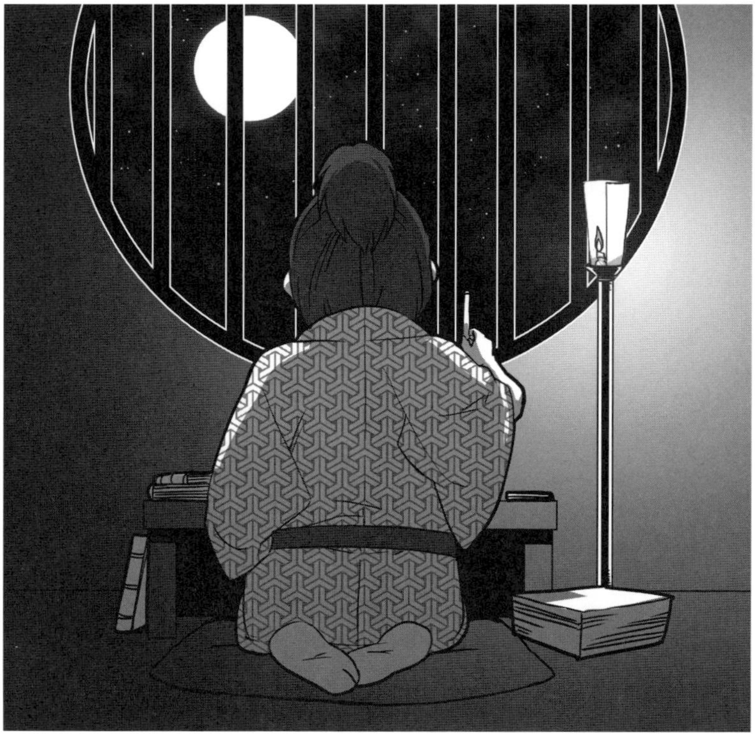

第III章 エポとは？ ―高地トレーニングと高齢者―

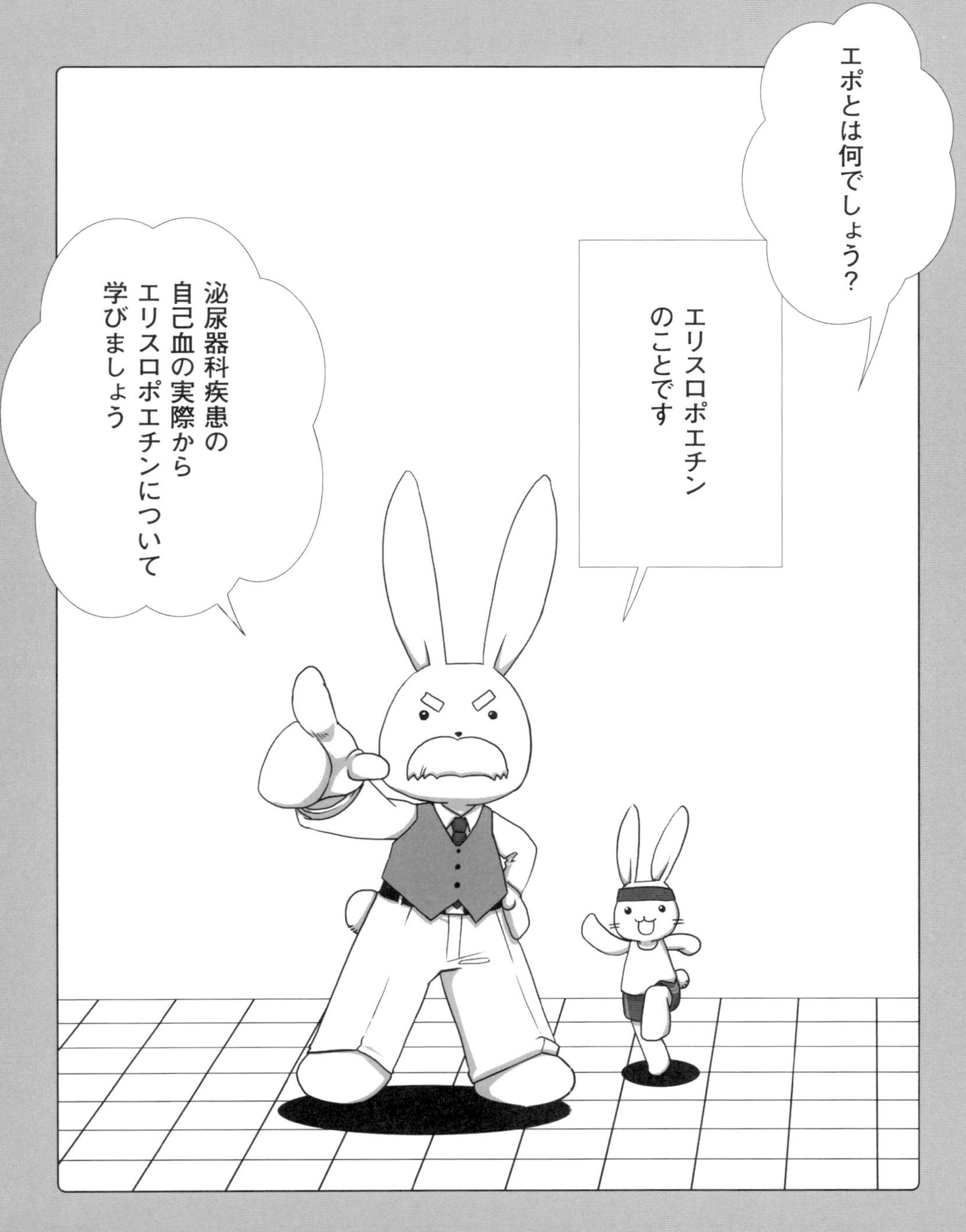

エポとは何でしょう?
エリスロポエチンのことです
泌尿器科疾患の自己血の実際からエリスロポエチンについて学びましょう

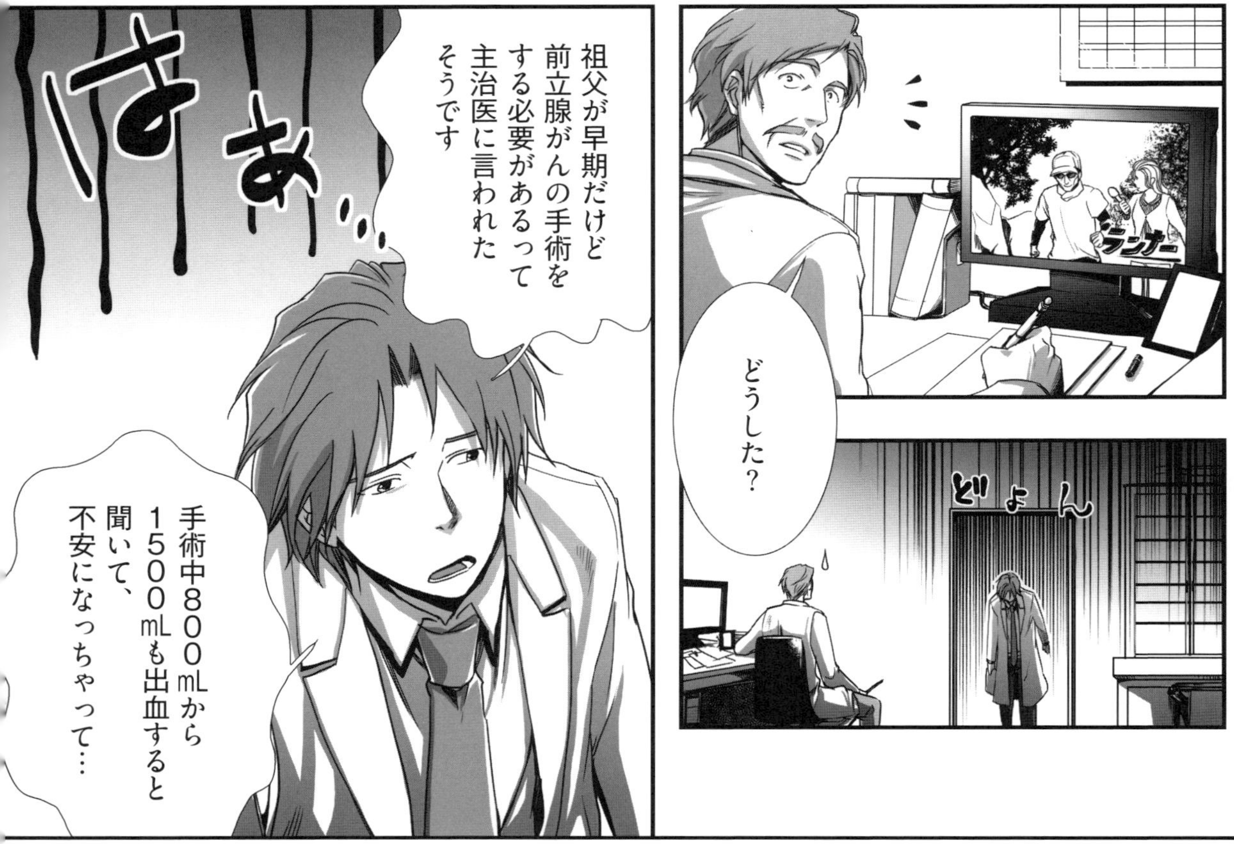
ランナー
どうした？
どよん
はぁ…
祖父が早期だけど前立腺がんの手術をする必要があるって主治医に言われたそうです
手術中800mLから1500mLも出血すると聞いて、不安になっちゃって…

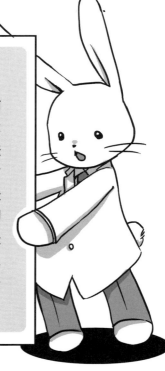

用語5　前立腺がんの手術

腫瘍マーカー PSA 検査の普及で、日本人にも早期の前立腺がんが見つかるようになった。なお、このがんは高齢者では生命予後に影響しないものもある。治療法には「手術療法」以外に「放射線治療」と「ホルモン療法」がある。手術方法には、腹部を切開する恥骨後式前立腺全摘除術、腹腔鏡下切除法と肛門の上方を切開する会陰式前立腺全摘除術がある。このうち恥骨後式前立腺全摘除術は確立された術式として広く行われているが、静脈叢からの出血のため出血量は 800～1,500 mL 程度と多い。

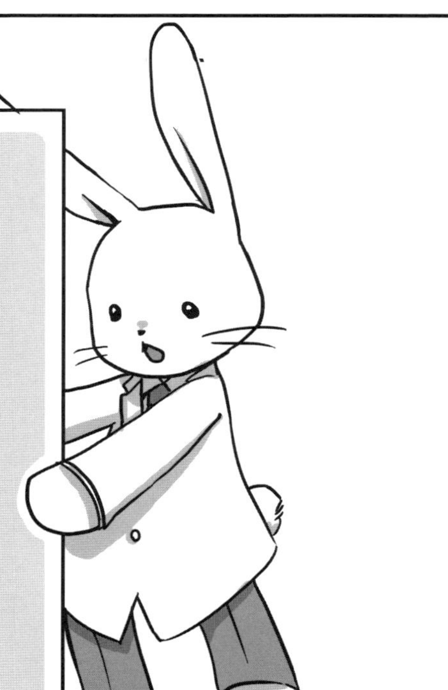

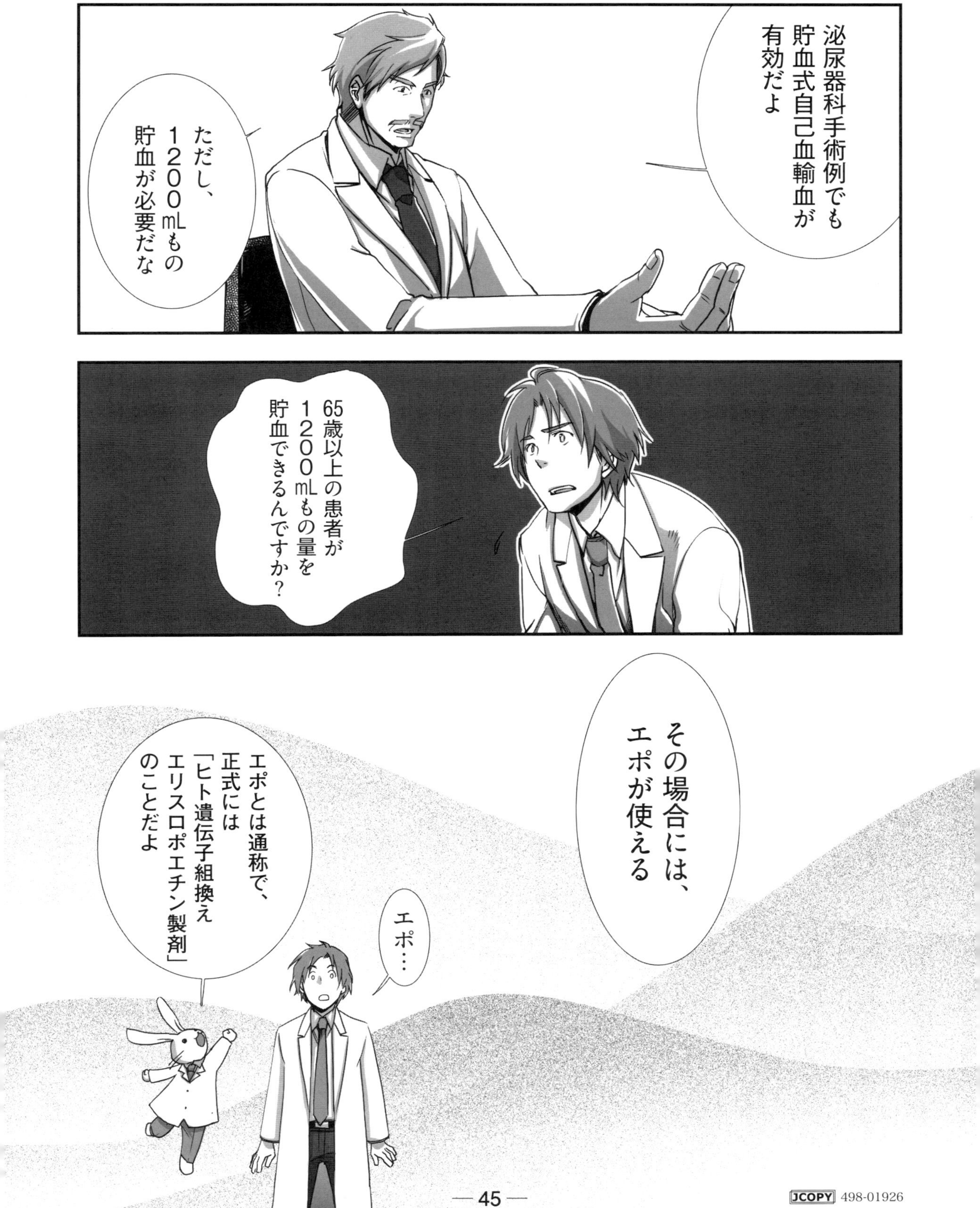
泌尿器科手術例でも貯血式自己血輸血が有効だよ
ただし、1200mLもの貯血が必要だな
65歳以上の患者が1200mLもの量を貯血できるんですか?
その場合には、エポが使える
エポ…
エポとは通称で、正式には「ヒト遺伝子組換えエリスロポエチン製剤」のことだよ

エリスロポエチンは
酸素分圧が低い状態が続くと
腎臓で作られ、
赤血球を濃くする

高地では内因性の
エリスロポエチンが高くなり、
ヘモグロビンが多くなる

そこで、
スポーツ選手は大会にあわせて
高地トレーニングを行って
ヘモグロビンを濃くして、
いわゆる持久力を
増強させているのだ

医療用のエポ製剤を注射する
「不届き者」を排除するために
エリスロポエチンについても、
現在はドーピング検査が
行われている

前立腺全摘除術の自己血貯血の例

ヘモグロビン値変動とエリスロポエチン投与の実際

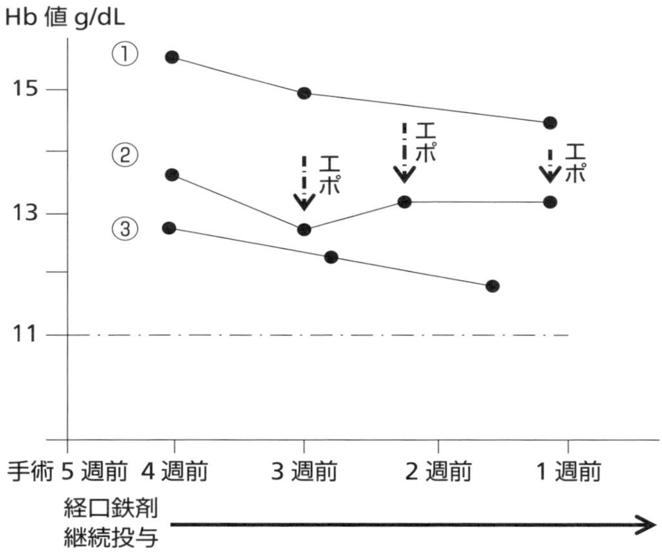

① 64 歳　400、400、　0、400　計 1,200 mL

② 69 歳　400、200、300、300　計 1,200 mL
エポ　0、24,000 U、24,000 U、6,000 U

③ 70 歳（脳梗塞既往、高血圧）300、300、300　計 900 mL
エポ併用せず。10 日おきに貯血

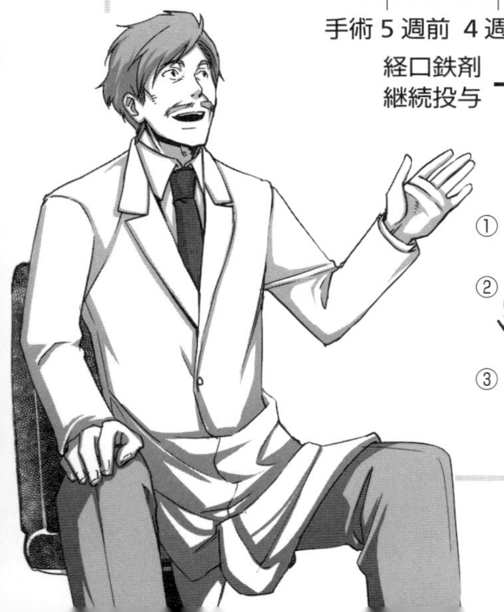

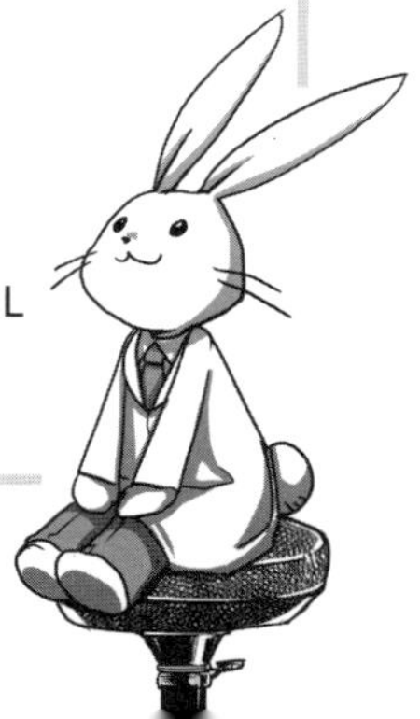

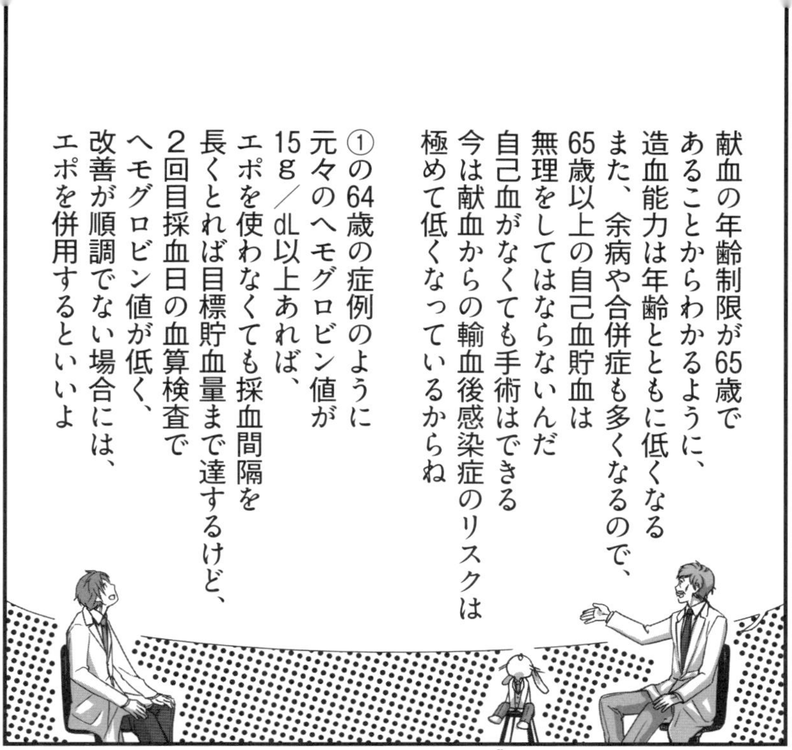
献血の年齢制限が65歳で
あることからわかるように、
造血能力は年齢とともに低くなる
また、余病や合併症も多くなるので、
65歳以上の自己血貯血は
無理をしてはならないんだ
自己血がなくても手術はできる
今は献血からの輸血後感染症のリスクは
極めて低くなっているからね
①の64歳の症例のように
元々のヘモグロビン値が
15g／dL以上あれば、
エポを使わなくても採血間隔を
長くとれば目標貯血量まで達するけど、
2回目採血日の血算検査で
ヘモグロビン値が低く、
改善が順調でない場合には、
エポを併用するといいよ

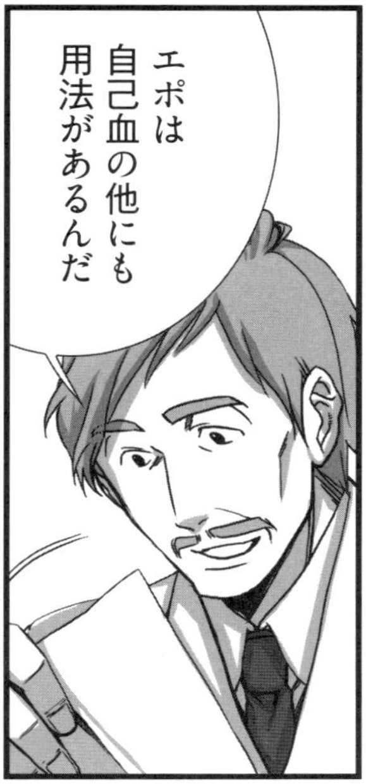
エポは
自己血の他にも
用法があるんだ

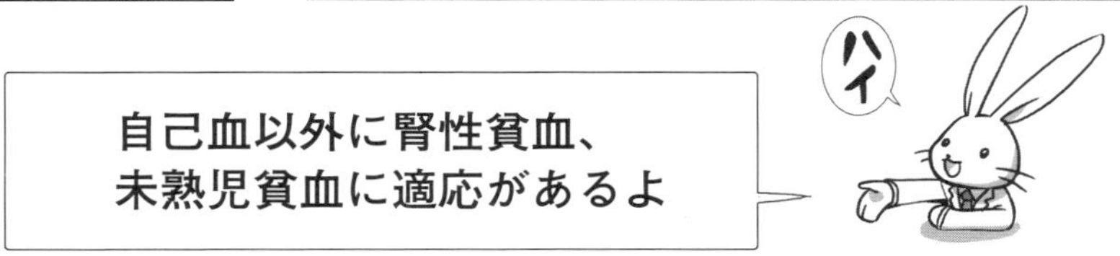
ハイ
自己血以外に腎性貧血、
未熟児貧血に適応があるよ

貯血式自己血輸血でのエリスロポエチンの適応と投与法

1. 適応と目的
　貯血量が 800 mL 以上で 1 週間以上の貯血期間がある予定手術患者に自己血貯血時のヘモグロビン値低下予防のために用いる。
↑
ヘモグロビン値をより上げるために使うものではない！

2. 投与方法
①Hb 値が 13〜14 g/dL 以下の成人は 1 回 6,000 国際単位を隔日週 3 回できるだけゆっくりと静注。
②Hb 値が 13〜14 g/dL 以下の成人は 1 回 24,000 国際単位を貯血日（週 1 回）に皮下注。
③Hb 値が 13 g/dL 未満の成人は 1 回 24,000 国際単位を初回貯血前から最終採血日まで週 1 回皮下注。
④エポ使用時には鉄剤投与が必須。

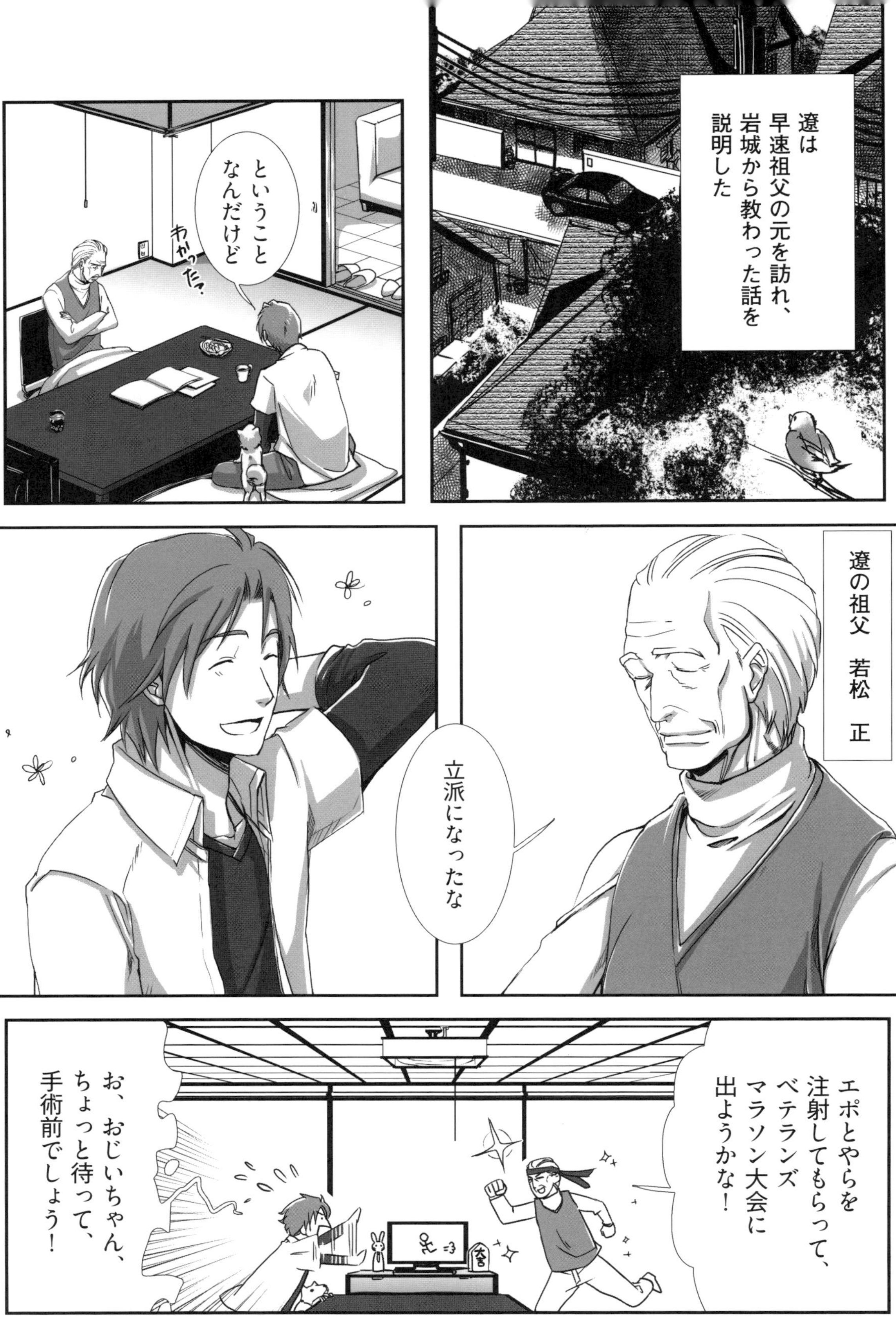
遼は早速祖父の元を訪れ、岩城から教わった話を説明した
というこよなんだけど
わかった?
遼の祖父　若松　正
立派になったな
エポとやらを注射してもらって、ベテランズマラソン大会に出ようかな！
お、おじいちゃん、ちょっと待って、手術前でしょう！

若松　正は
エリスロポエチン併用の
貯血式自己血を
３週間にわたって受けた

エリスロポエチン
２４０００単位を２回皮下注
６０００単位を１回静注

エリスロポエチンのおかげで、
ヘモグロビン値の低下が予防できて、
順調に１２００mLの自己血を
貯血できた

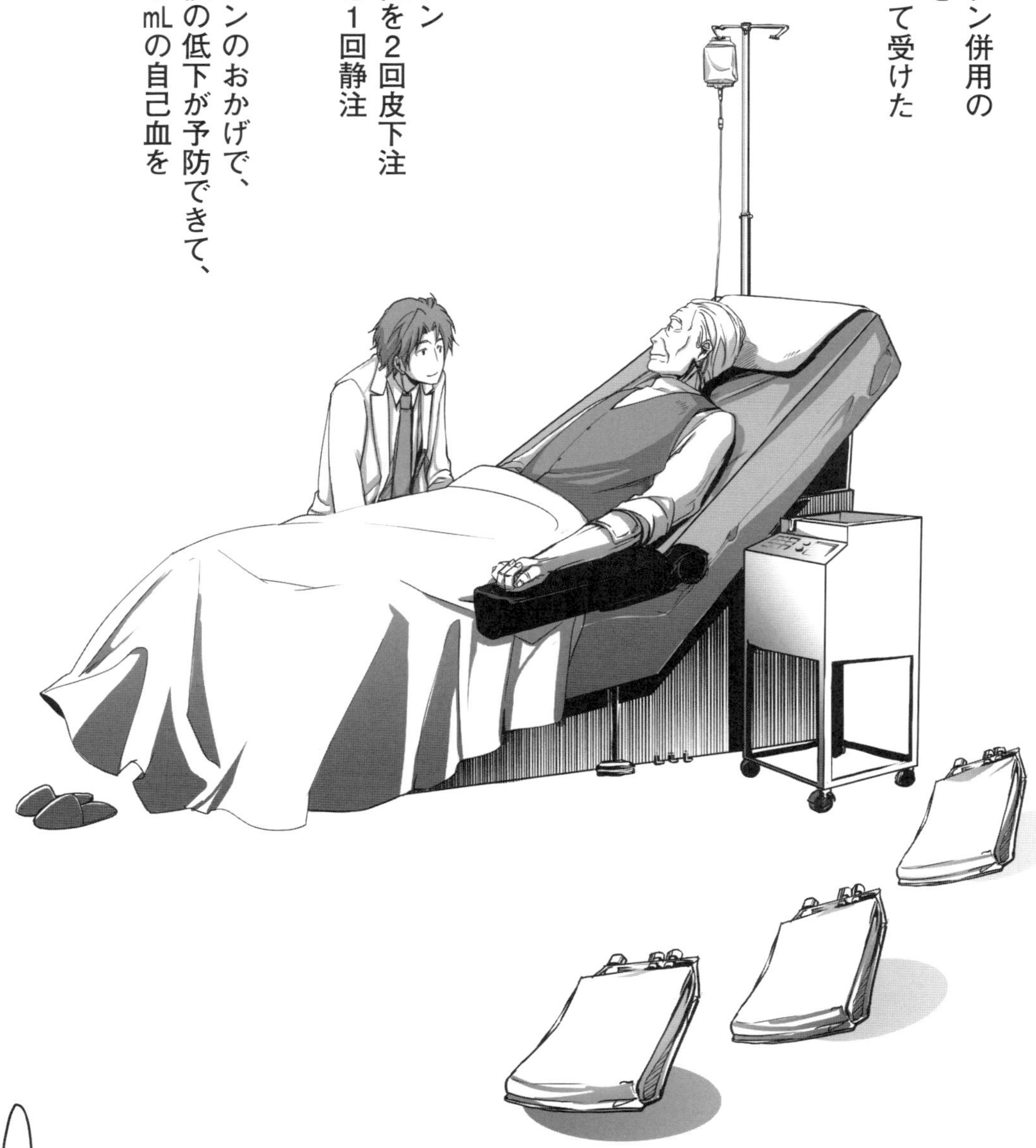

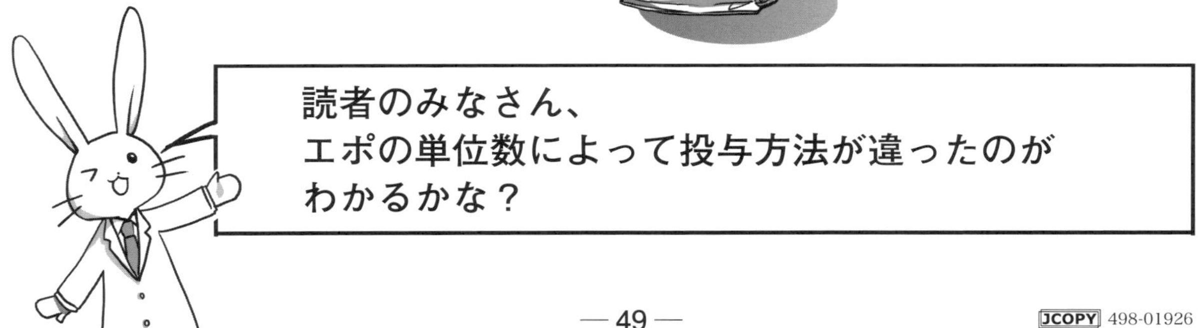
読者のみなさん、
エポの単位数によって投与方法が違ったのが
わかるかな？

JCOPY 498-01926

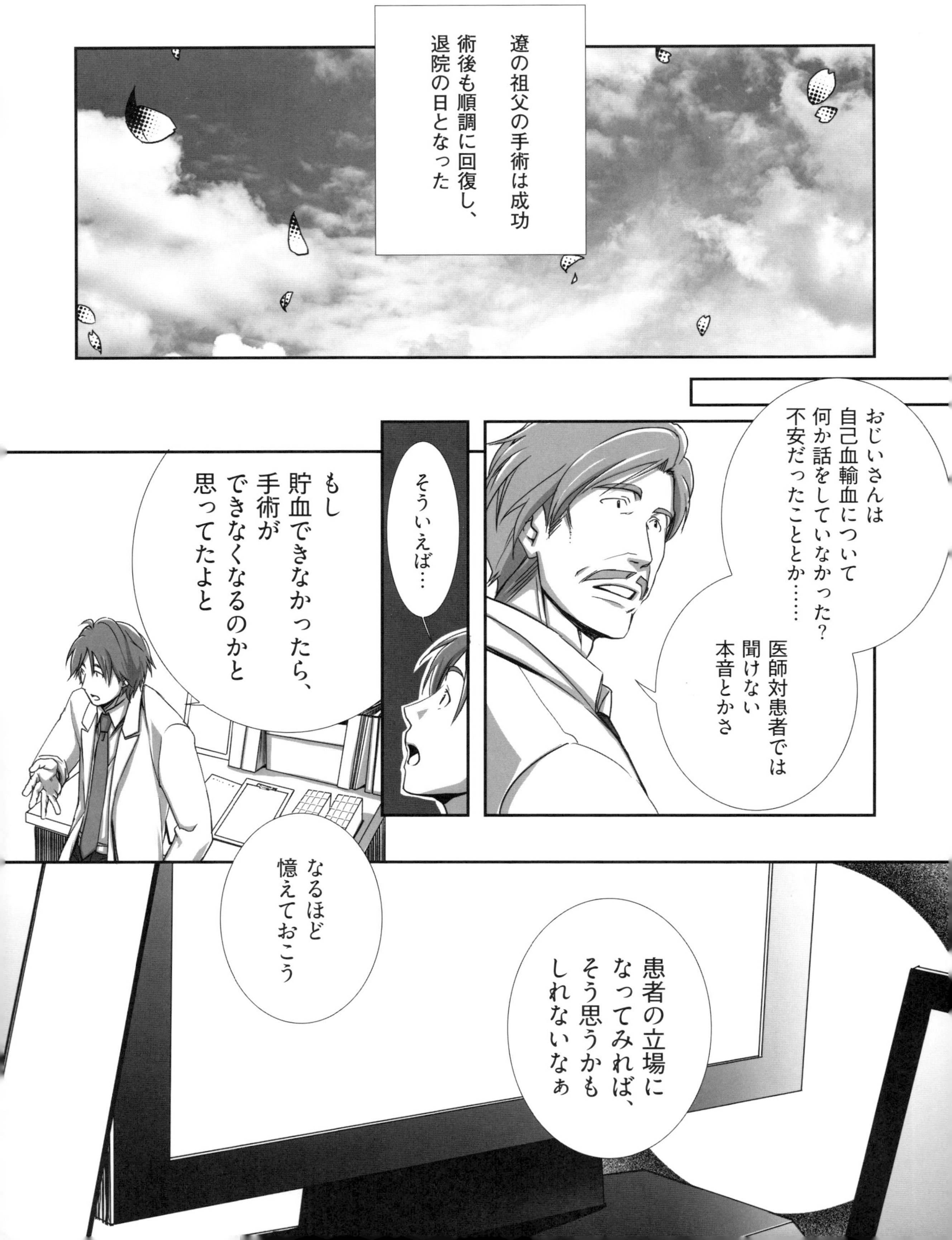
遼の祖父の手術は成功
術後も順調に回復し、
退院の日となった
おじいさんは自己血輸血について何か話をしていなかった？ 不安だったこととか……
医師対患者では聞けない本音とかさ
そういえば…
もし貯血できなかったら、手術ができなくなるのかと思ってたよと
なるほど憶えておこう
患者の立場になってみれば、そう思うかもしれないなぁ

第Ⅲ章のまとめ

[自己血輸血におけるエリスロポエチン]

☑ エリスロポエチン：酸素分圧が低くなると腎臓で作られ、赤血球を増加させる。

☑ ヒト遺伝子組換えエリスロポエチン製剤：通称エポは腎性貧血と自己血貯血に適応あり。

☑ 自己血での適応：貯血量が 800mL 以上で 1 週間以上の貯血期間がある予定手術患者。

☑ 主な適応疾患・手術：①前立腺全摘除術、②股関節置換術。

☑ 投与方法：

① 6,000 単位を週 3 回静注。

② 24,000 単位を週 1 回皮下注。これが週 1 回の自己血貯血のタイミングに合う方法。

☑ エポ投与期間は鉄剤投与が必須。

☑ エリスロポエチンの禁忌・慎重投与（第Ⅳ章参照）

①禁忌：この製剤および同等品への過敏症。

②慎重投与：心筋梗塞、肺梗塞、脳梗塞の患者または既往歴を持つ血栓塞栓症を起こす恐れのある患者。

③高血圧症の患者。

[前立腺全摘除術の自己血貯血]

☑ 前立腺全摘除術（恥骨後式など）は貯血式自己血輸血のよい適応。

☑ 造血能を補うため、エリスロポエチンが役に立つ。

☑ 4 週間で 900 ～ 1,200mL 程度を貯血する。

☑ 高齢者は採血間隔を 10 日間程度に延ばすとよい。

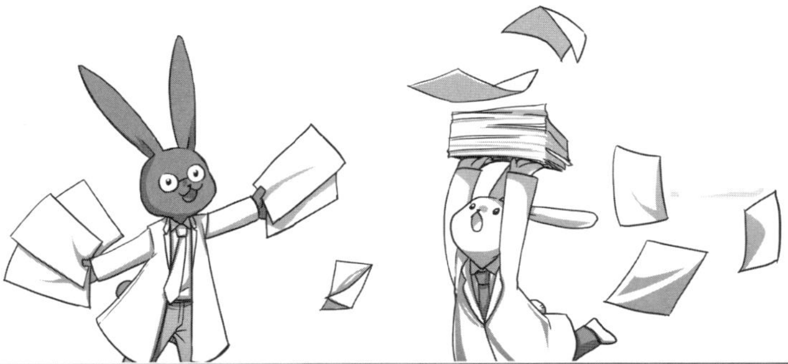

COLUMN

3 嘘をいうことはなりませぬ、什の掟にならって

什の掟の「嘘をいうことはなりませぬ」という文は医療のインフォームドコンセントに通じるものがあります。

自己血でも輸血をする前には丁寧な説明が求められます。「患者さんが知っても知らなくても結果は同じだ。話すことで余計な心配をさせる」、だから必要ないと考えている医師がいるかもしれませんが、この本に記載してしまえば、患者さんの知るところとなり、そんなことはできなくなりますね。

自己血の不都合な真実

私は「自己血は理想の輸血である」と胸を張って言うことができません。自己血を知れば知るほど問題点が見えてきたからです。たとえば私どもの経験では、家に帰ってから頭痛などの症状をおよそ1割の患者さんが感じています。採血による血管内の血漿量の減少を戻そうと血管外から水分を移行させるのに半日から1日かかることが原因です。これは明らかに貯血による副作用ですが、こんなに高い副作用頻度を実際には患者さんには知らせていないようです。問題ですね。

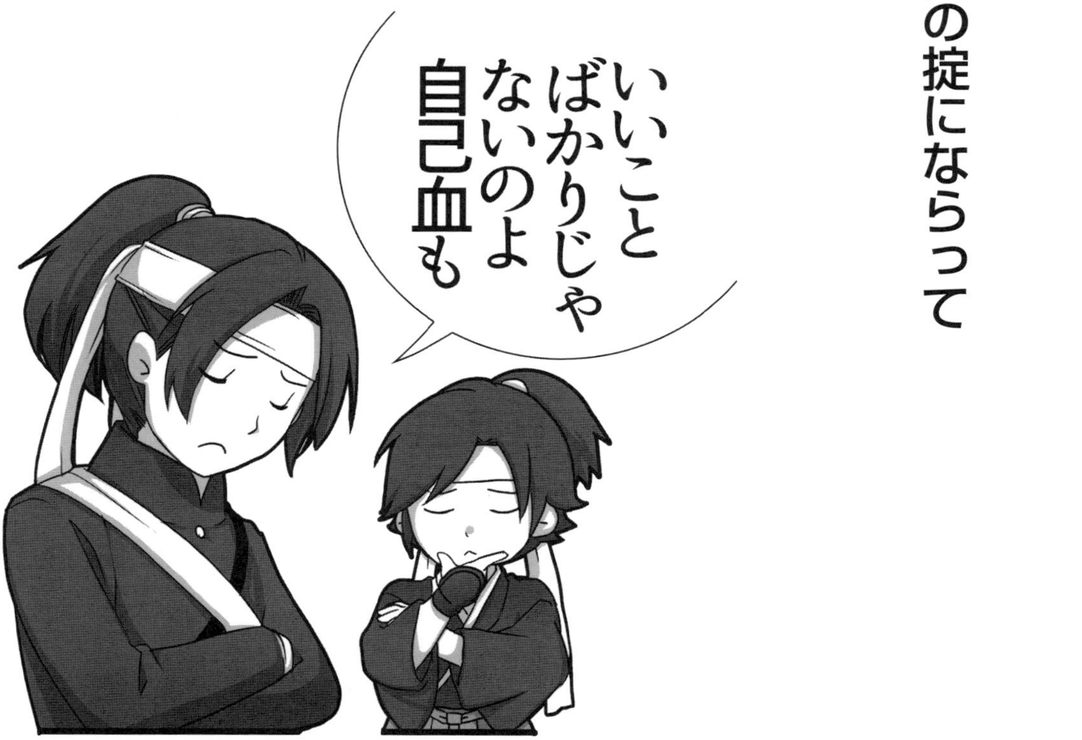
いいことばかりじゃないのよ自己血も

妊婦さんの自己血のおよそ4割が結果的には余って廃棄されているということも、(事前には)説明したくない事実です。これを献血に流用できれば良いのですが……。献血と自己血では、感染症予防対策のレベルが違います。献血では核酸増幅検査まで行っていますが、自己血では一般的な感染症の検査しか行っていないのです。

自己血は献血よりも赤血球製剤として劣っている点があります。実は献血由来血液よりも赤血球濃度が低いのです。もちろん、400mLを1回だけの貯血であれば献血と同じ濃度ですが、週1回ずつ連続3回も貯血すると、後に貯血したものは薄くなります。また、自己血は輸血するまでに長い場合で5週間も保存するため、一部は溶血しています(日赤の血液は保存期間が短くなるように在庫管理されています)。このような不都合な現実も患者さんには知らせるのが理想的です。少なくとも、質問されたら答えなければなりません。

自己血輸血に存在するリスクを少しでも減らすには、患者さん本人の協力が必要です。当然ですが、貧血のない健康状態を維持することです。私たちの経験上、貧血のために自己血貯血ができなかった患者さんのほとんどが、元の病気で貧血になっているわけではなく、偏食や子宮筋腫など他の原因によるものでした。「常に手術に備えよ」というわけではありませんが、定期健康診断で貧血を指摘されたら早めに対処しておきましょう。

第Ⅳ章で登場人物は自己血貯血を「自分献血」と表現していますが、若くて健康なうちに献血しておいてほしいものです。一度献血を経験しておくと、もしも、自己血を貯血することになっても、過度に緊張することがなく血管迷走神経反射などの副作用も少なくなります。私案ですが、健康なときに献血していた人が、もしも手術で自己血貯血をする場合、その分の費用を割り引く制度はいかがでしょうか? この方法で献血者が増えて、副作用が減れば「一石二鳥」です。名付けて「貯血(ちょけつ)式自己血ならぬ貯蓄(ちょちく)式自己血」です。日赤血液事業部と厚生労働省の皆様、ご検討ください。

JCOPY 498-01926

第Ⅳ章

もし自分が患者だったら
―自己血輸血の問題点―

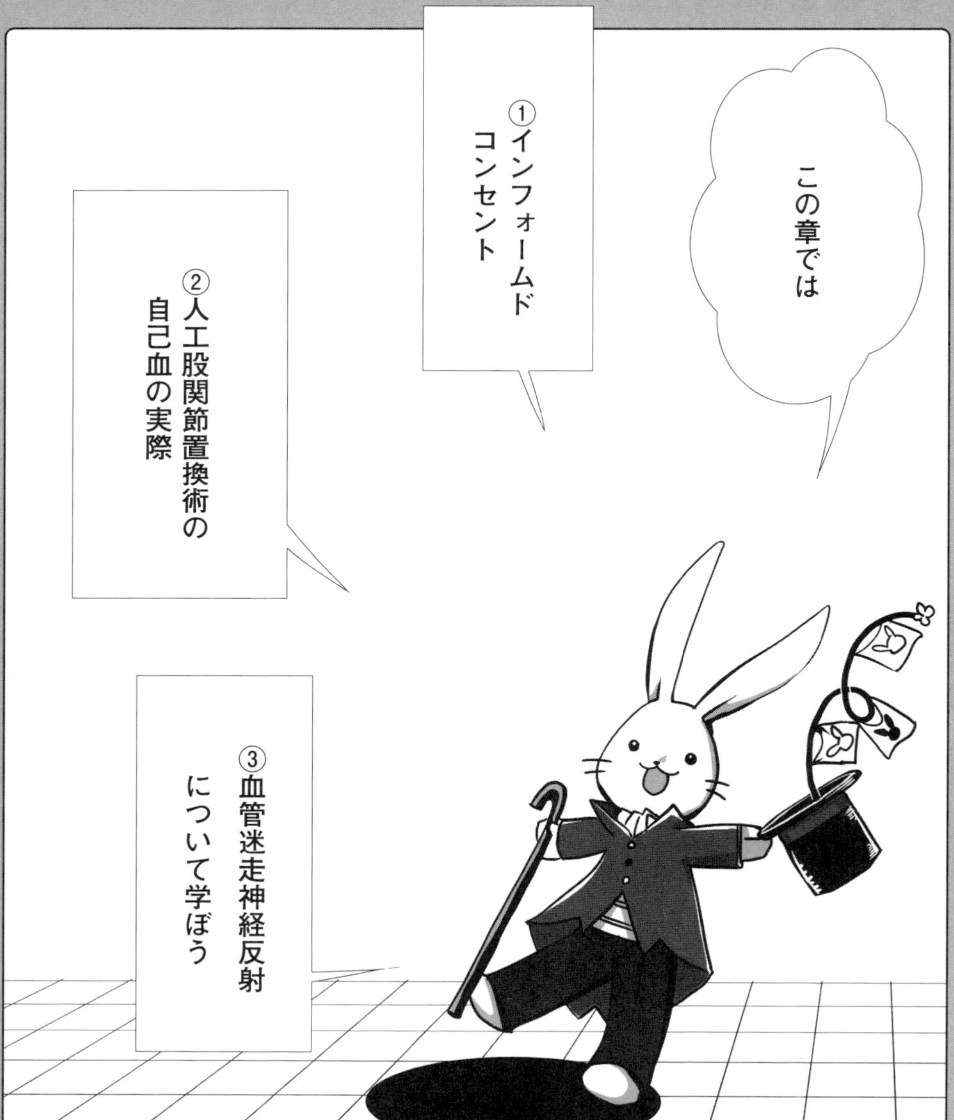

この章では
①インフォームドコンセント
②人工股関節置換術の自己血の実際
③血管迷走神経反射について学ぼう

院内紹介状

輸血部　岩城先生　御中

自己血貯血の依頼。

患者さんは 55 歳女性（体重 50 kg）。原疾患は関節リウマチで、右大腿骨頭壊死。5 週間後に右人工股関節置換術の予定です。出血予想量は 1,000 mL です。血液型検査、不規則抗体検査、感染症検査は済んでいます。鉄剤内服中で現在 Hb 13.0 g/dL です。800 mL の自己血貯血を外来にてお願いいたします。

多少、不安があるようです。貴科にてご説明願います。

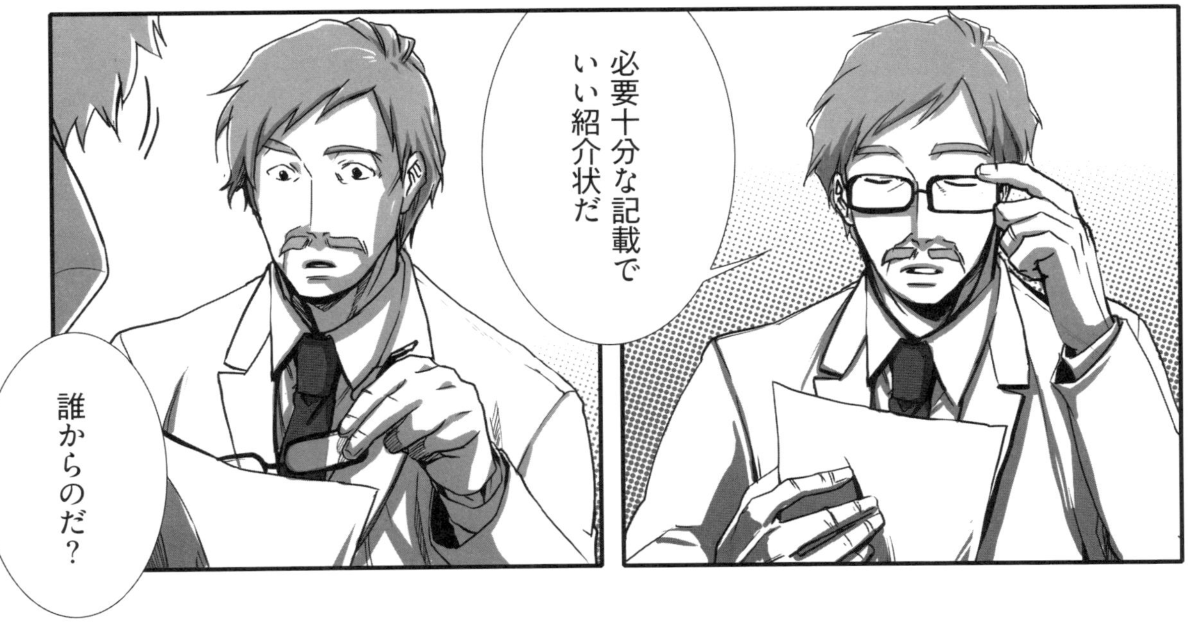

JCOPY 498-01926

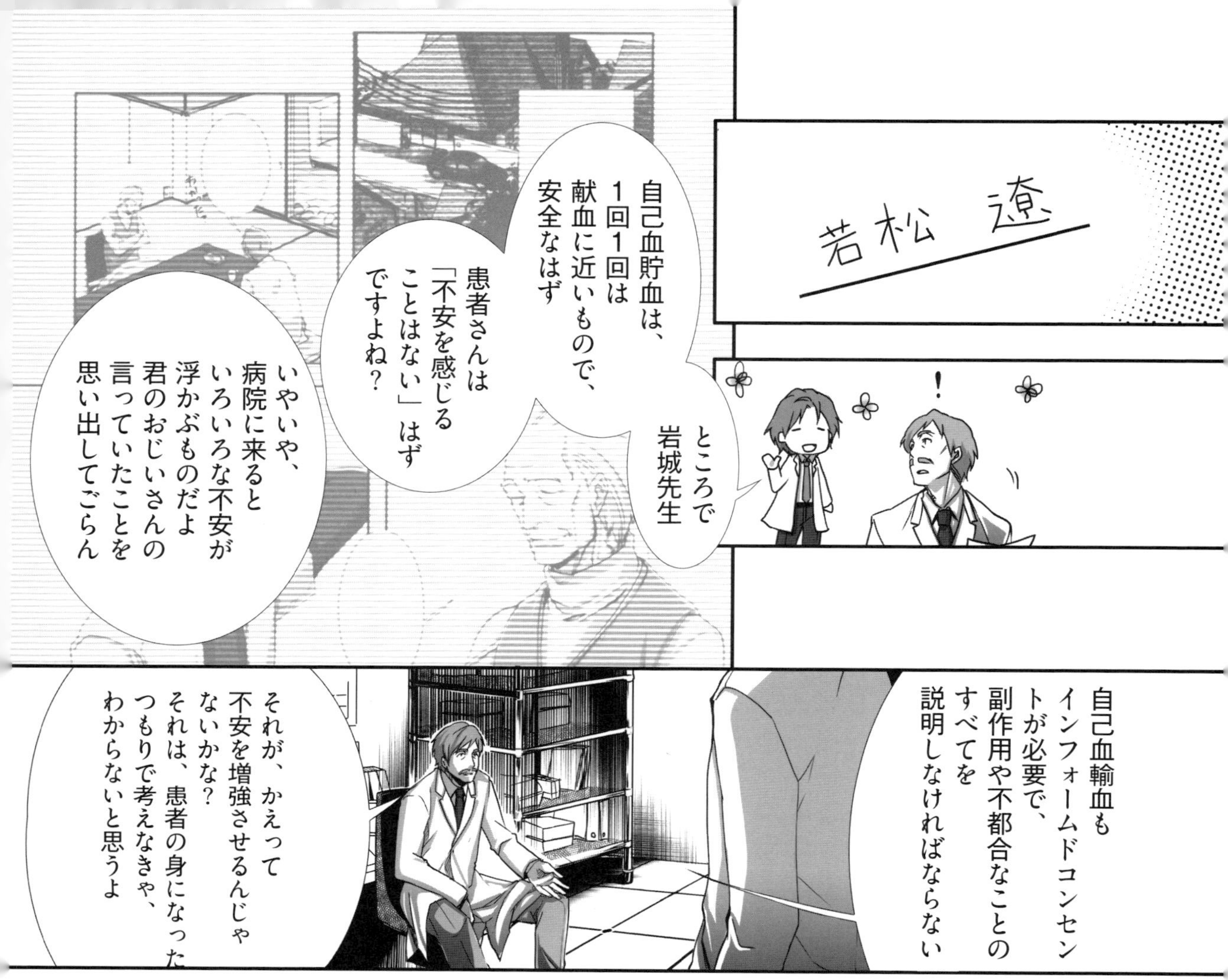
若松 遼
ところで岩城先生
!
自己血貯血は、1回1回は献血に近いもので、安全なはず
患者さんは「不安を感じることはない」はずですよね？
いやいや、病院に来るといろいろな不安が浮かぶものだよ
君のおじいさんの言っていたことを思い出してごらん
自己血輸血もインフォームドコンセントが必要で、副作用や不都合なことのすべてを説明しなければならない
それが、かえって不安を増強させるんじゃないかな？
それは、患者の身になったつもりで考えなきゃ、わからないと思うよ

用語6 インフォームドコンセント

医療現場では IC(アイシー)あるいは同意(書)と呼ばれている。医療行為の利点や欠点(リスク、副作用など)を明示して、患者が「諾・非」を判断すること。

輸血には一定のリスクがあることから、同意書がなければ、輸血料の保険算定はできない。なお、血漿分画製剤の輸血でも同意書は必要。

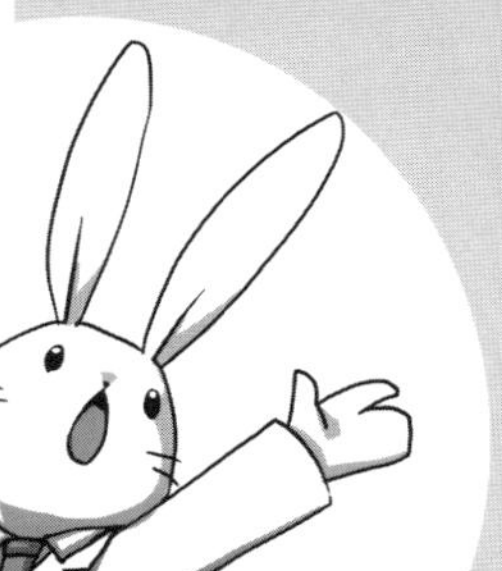

輸血の IC の説明内容は、①輸血の必要性、②輸血を受けなかった場合の危険性、③使用血液製剤の種類と量、④輸血による感染症(ウイルス肝炎、エイズ)の危険性が全くないとは言えないこと、放射線照射を行っても免疫学的副作用である GVHD の危険性が全くないとは言えないこと、免疫学的副作用の溶血反応、じんましんや発熱などのアレルギー反応が起こる可能性があること、⑤輸血には献血を用いる他人血輸血のほかに、自分の血液を用いる自己血輸血が選択できる場合があること。⑥他人血輸血の 2〜3 カ月後にはウイルス検査を受けた方がよいこと、⑦輸血前に血液検査を受けなければならないこと、である。輸血の IC 内に自己血輸血の説明も含まれてはいるが、貯血式自己血の採血を行う前には、さらに同意書が必要である。その自己血輸血を行う場合の同意書は 61 頁に示した。

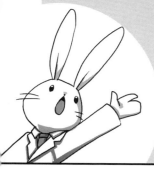

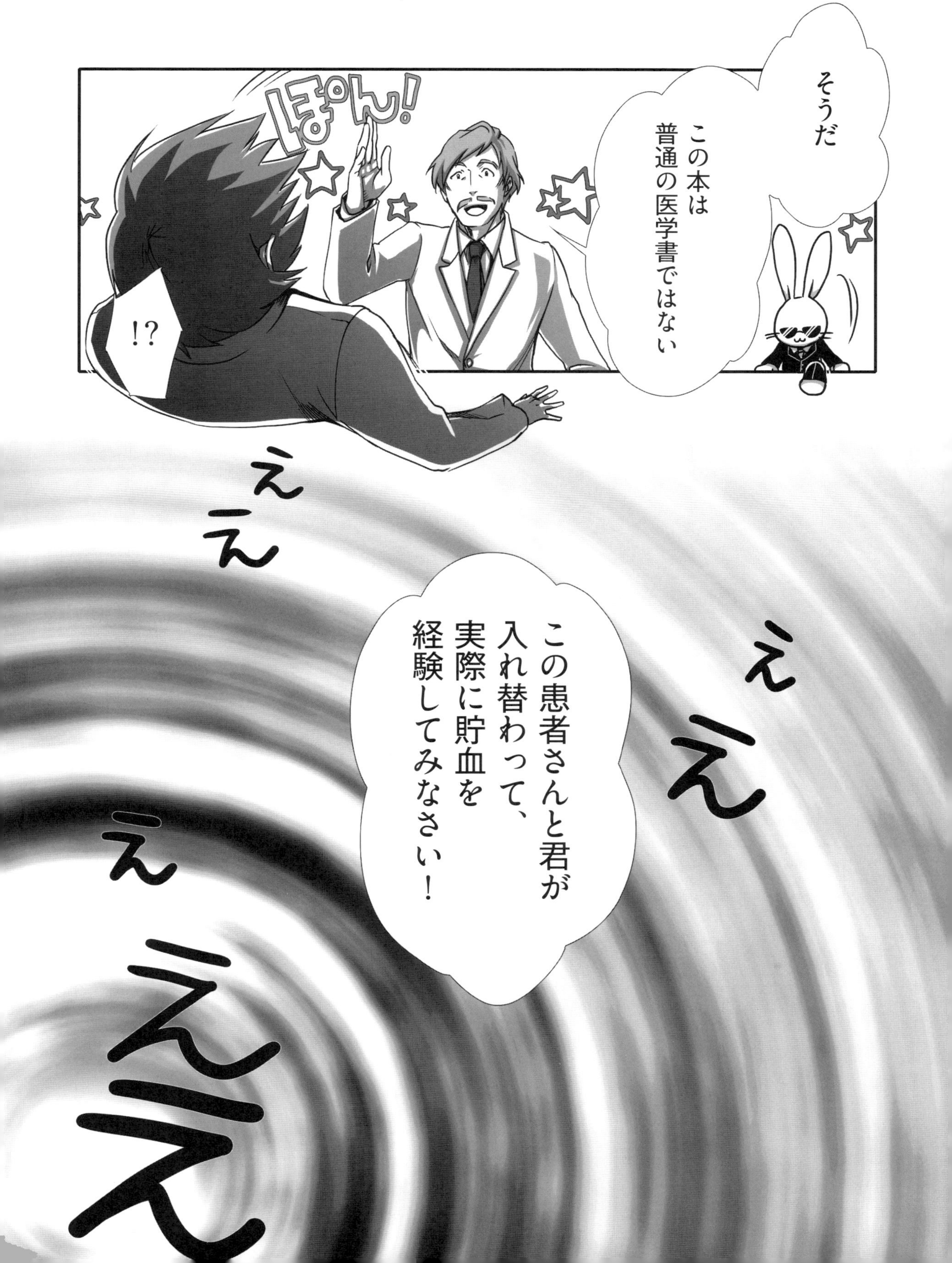
そうだ
この本は普通の医学書ではない
ぽん!
!?
ええ
ええ
この患者さんと君が入れ替わって、実際に貯血を経験してみなさい!
ええ
ええ

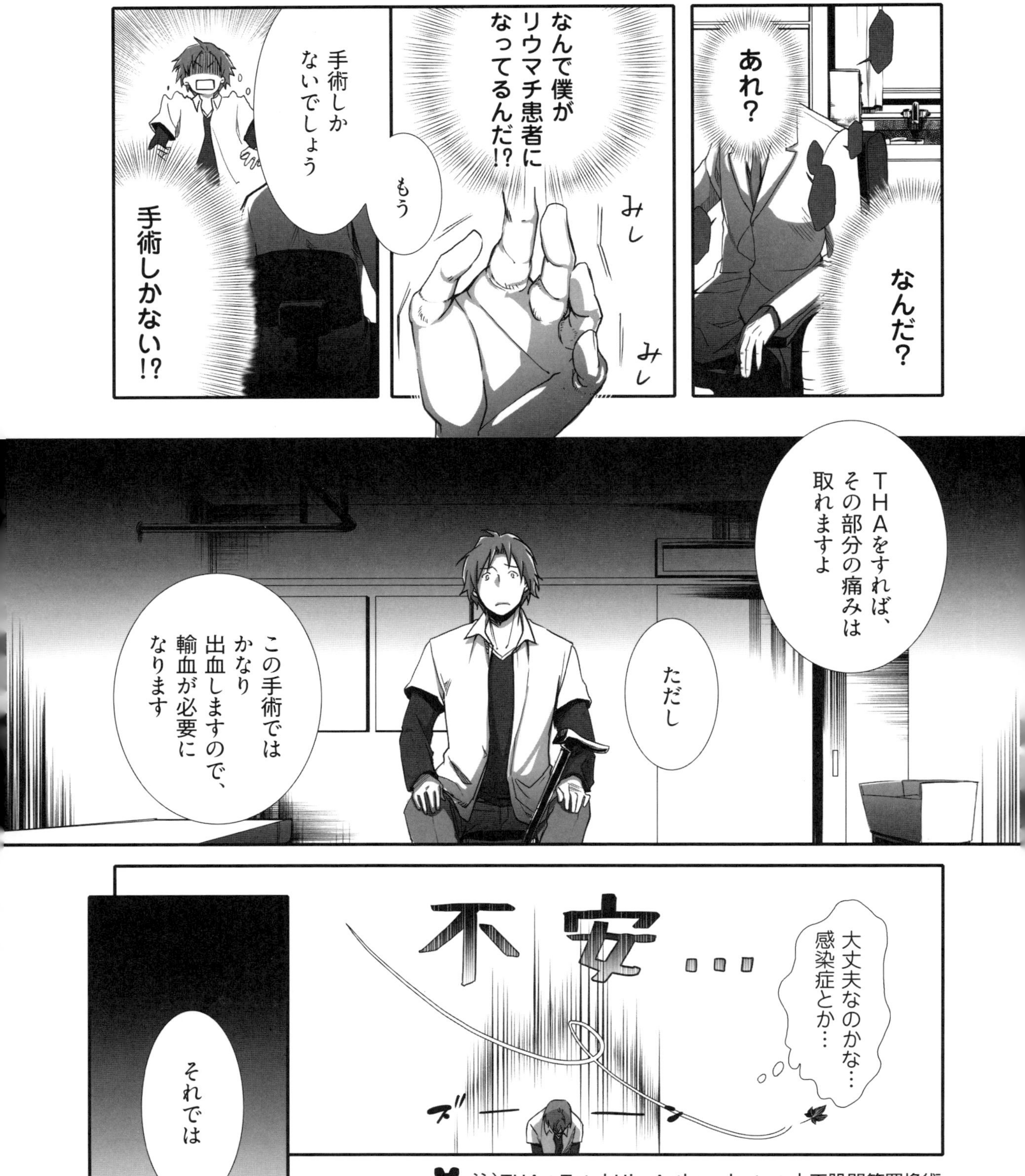

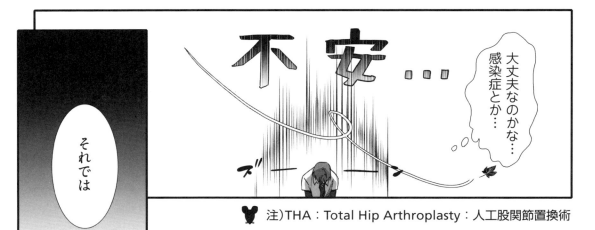

注）THA：Total Hip Arthroplasty：人工股関節置換術

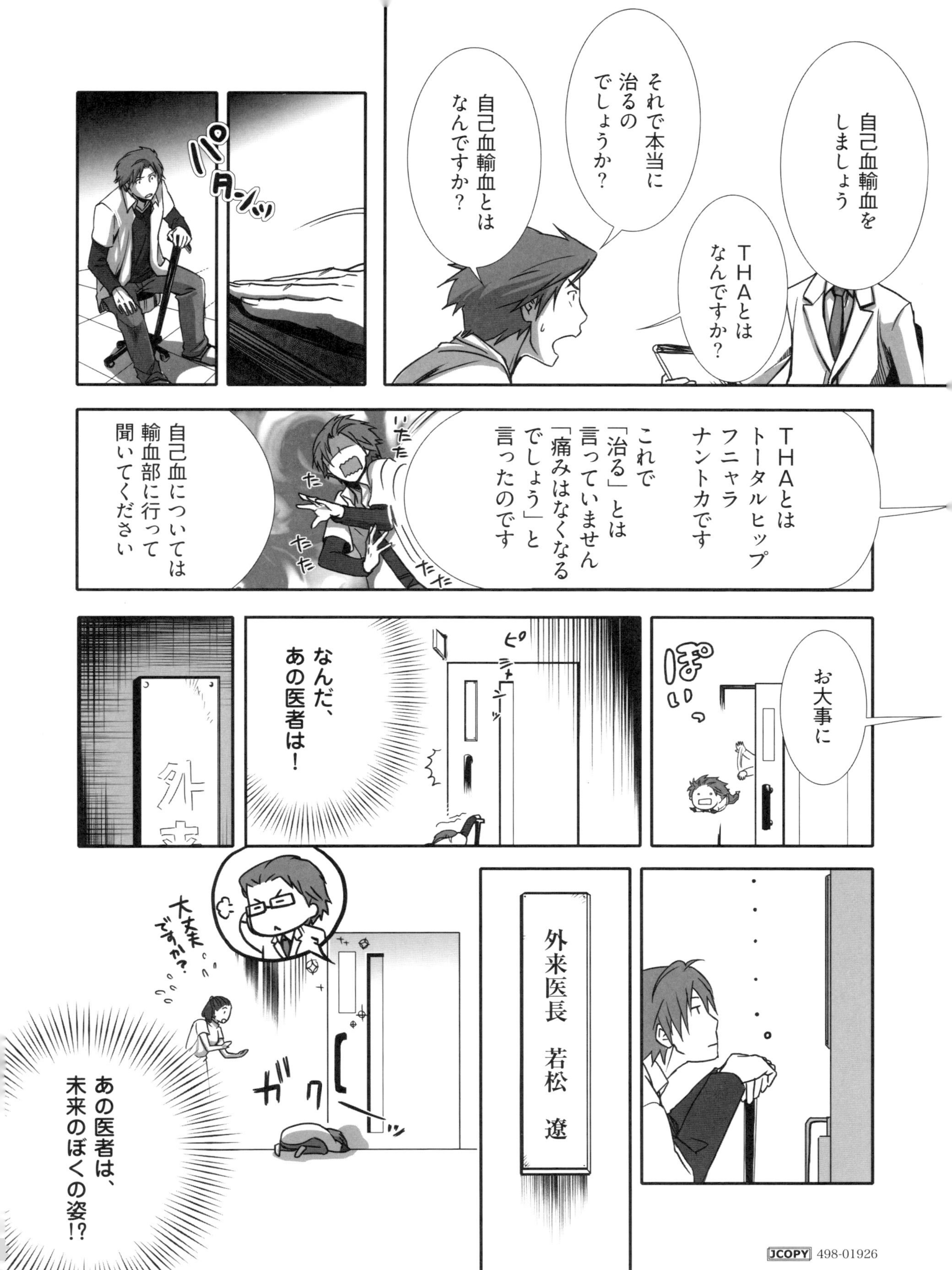
自己血輸血をしましょう
THAとはなんですか？
それで本当に治るのでしょうか？
自己血輸血とはなんですか？
パタンッ
THAとはトータルヒップフニャラナントカです
これで「治る」とは言っていません「痛みはなくなるでしょう」と言ったのです
自己血については輸血部に行って聞いてください
いたたた
たた
たた
たた
お大事に
ぽいっ
ピシャーッ
なんだ、あの医者は！
・・・・・・・。
外来医長　若松　遼
大丈夫ですか？
ガクッ
あの医者は、未来のぼくの姿!?

JCOPY 498-01926

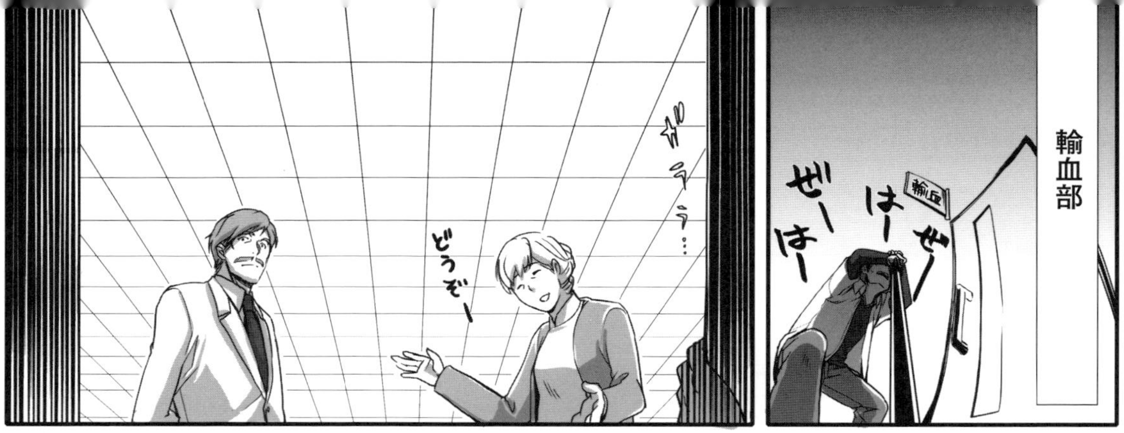

自己血輸血についての患者さんへの説明文

手術で輸血が必要な場合、同種血か自己血を輸血します。

同種血→日本赤十字血液センターから供給される他人の献血です。安全性は高まっています。

自己血→自分の血液を採血・保存しておくものです。免疫副作用や輸血後感染症がありません。

どちらの血液でも手術はできます。

↓

自己血採血ができるかどうか？　条件があります。

◇期間、◇血液の濃さ、◇年齢、◇感染症、◇心臓病など。

また、自己血にも短所があります。◆通院、◆貧血になる。

↓

ご自身の選択・ご協力

↓

自己血輸血

自分の血液を何回かに分けて採血して冷蔵保存しておく「貯血式自己血輸血」という方法が一般的です。

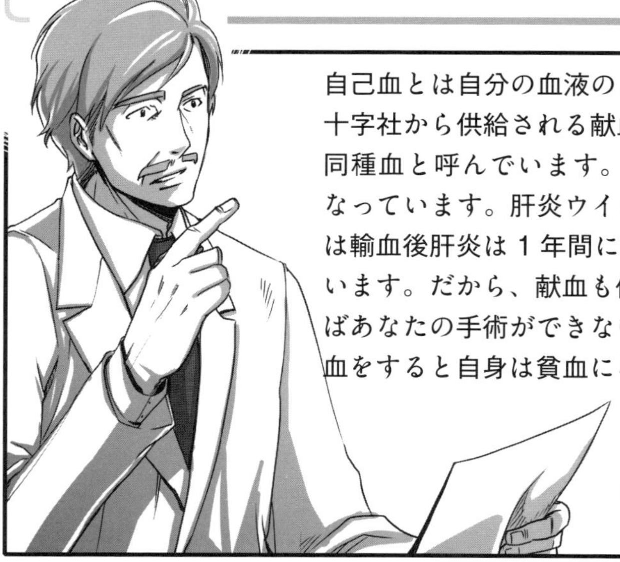

自己血とは自分の血液のことです。一方、同種血とは日本では赤十字社から供給される献血由来の血液を自己血と区別するために同種血と呼んでいます。この献血由来血の安全性はとても高くなっています。肝炎ウイルス検査が 25 年前から始まって、今では輸血後肝炎は 1 年間に日本全国で 10 万人に数人以下に減っています。だから、献血も使うことができるので、自己血がなければあなたの手術ができないということではありません。一方、貯血をすると自身は貧血になっていくので、すべての人に自己血輸血が可能というわけではありません。それから、自己血輸血でも、ご本人の同意が必要になります。

自己血輸血についての説明ならびに承諾書

この説明文をよく読み，承諾いただける場合にはご署名をお願います．

1．貯血式自己血輸血とは

①献血ではなく自分の血液を貯めておいて輸血するのが貯血式*自己血輸血です．

②貯血式自己血輸血を行うためには，ご本人の同意とご協力が必要です．

③状態が良く，手術までに 3～5 週間以上あり，貧血のない患者さんが貯血できます．患者さんの状態や条件に合わないときは採血できません．

④自己血輸血をする場合でも予想以上の出血があった場合は献血を使用します．

⑤自己血輸血申込前に診療科で血液検査や心電図検査など（手術前検査に含まれることが多い）を行います．貯血（採血）当日には，貧血などの検査と副作用予防のために点滴を行います．

貯血式以外に希釈式と回収式があり適応に合わせて実施しています．

2．自己血貯血の利点と欠点

感染症やアレルギーなどの副作用がないことが利点です．しかし，①ご本人は貧血になります．②採血の副作用として起立性低血圧（ふらつき）や血管迷走神経反射（気分不快，血圧低下）などが起こることがあります（頻度 2%以下）．③通院日が増えることも患者さんには負担になります（最多 5 回：予約制）．

一方，献血の血液の安全性はこの 20 年間で高まり，日本全国で年間約 100 万人の輸血で数人の輸血感染症という極めて低い頻度にまで良くなっていますので，条件に合わない方は自己血ではなく，献血を使って手術します．

3．貯血できるための条件

当施設では厚生労働省のガイドラインに沿って，健康保険（給付）診療の範囲で，安全に実施できる条件を輸血療法委員会で定め，貯血（採血）しています．一部のみ条件から外れている場合には，患者さんと主治医と輸血部との間でよく相談して，方針を決めています．

主な条件

①ヘモグロビン値が 11g/dL 以上（妊婦は別基準）

②年齢，体重，既往歴，現病歴（特に感染症がないこと）

④採血に使う静脈がはっきりしていること

城北大学総合医療センター　病院長　宛

私は自己血輸血を選択し，これに必要な検査・採血および輸血を依頼するにあたり，その内容について説明を受け，実施を承認いたしました．

また，実施中に緊急の処置を必要とする場合には，これを受けることも承諾いたします．

年　　月　　日ご氏名（自筆）　＿＿＿＿＿＿＿＿殿

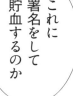

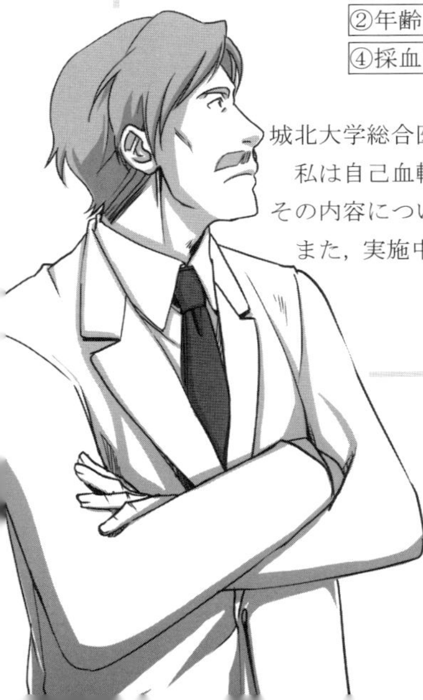

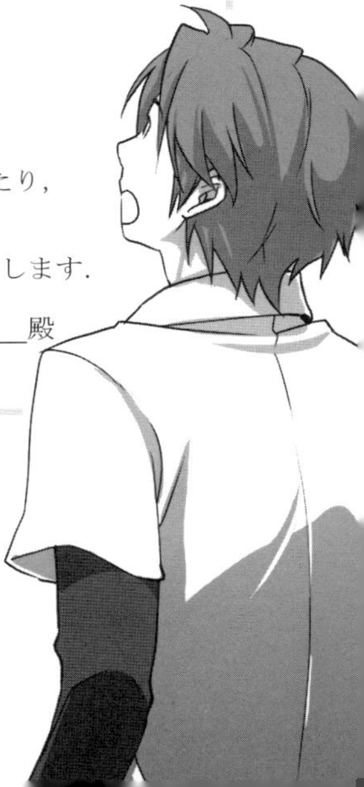

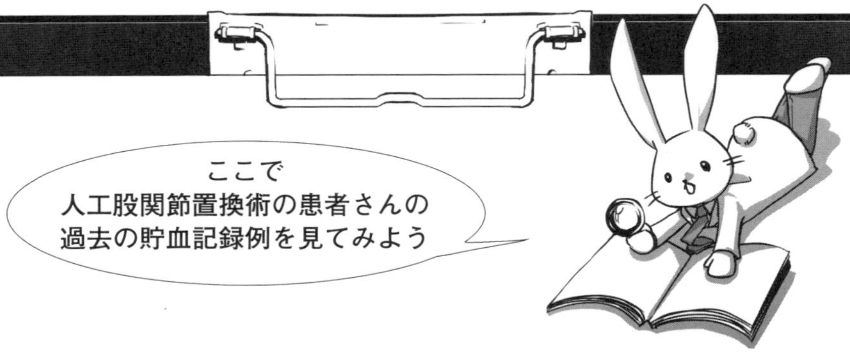
ここで
人工股関節置換術の患者さんの
過去の貯血記録例を見てみよう

人工股関節置換術の自己血貯血例

関節リウマチと先天性股関節症

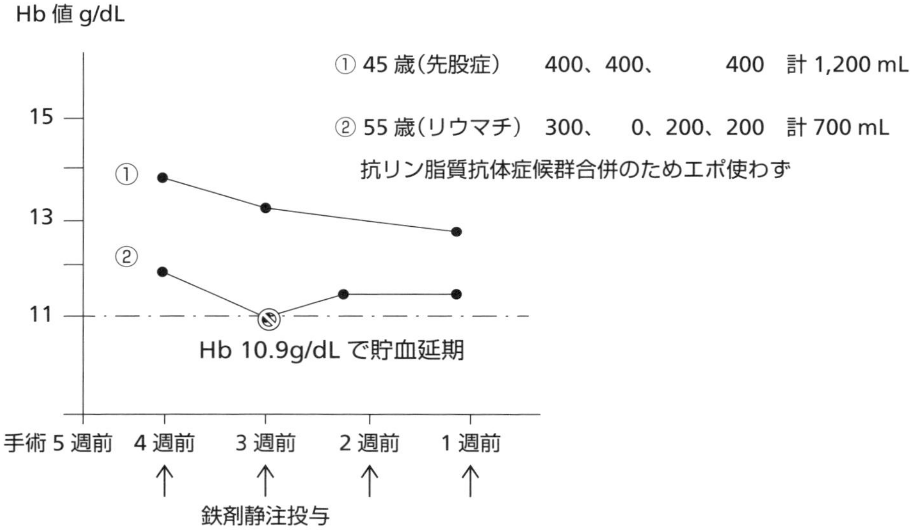
Hb 値 g/dL
① 45 歳（先股症）　400、400、　400　計 1,200 mL
② 55 歳（リウマチ）　300、　0、200、200　計 700 mL
抗リン脂質抗体症候群合併のためエポ使わず
15
13
11
①
②
Hb 10.9g/dL で貯血延期
手術 5 週前
4 週前
3 週前
2 週前
1 週前
鉄剤静注投与

②の患者さんは関節リウマチで貧血があり、貯血できない日があった。エリスロポエチンの投与をしなかったけれど、貯血間隔を長めにすることで 700 mL まで貯血できた。

術中と翌日の出血量は合わせても 1,000 mL 以下で自己血だけで輸血は間に合った。

①の患者さんのように原疾患が先天性股関節症であれば通常貧血はないよ。この場合、体重 50 kg 以上で 65 歳以下であれば 3～4 週間で 1,200 mL の貯血が可能だ。

参考：エリスロポエチンの禁忌は過敏症。慎重投与は心筋梗塞、肺梗塞、脳梗塞等の患者、またはそれらの既往歴を持つ血栓塞栓症を起こすおそれのある患者です。また、高血圧症の患者も慎重に投与します。

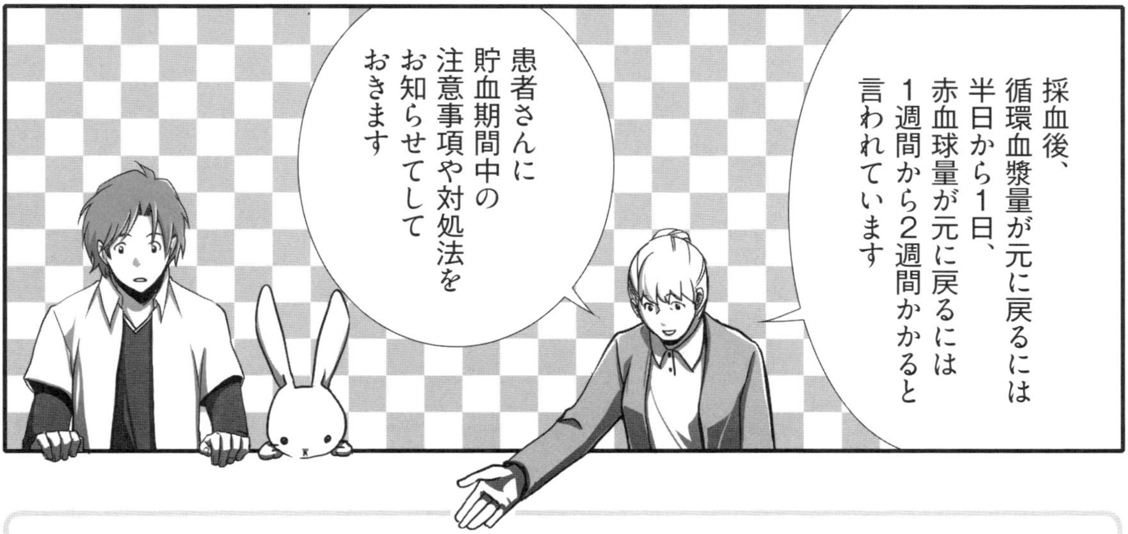
採血後、循環血漿量が元に戻るには半日から1日、赤血球量が元に戻るには1週間から2週間かかると言われています
患者さんに貯血期間中の注意事項や対処法をお知らせしておきます

患者さんへ 自己血貯血期間に心がけてほしいこと

1. 前日から当日まで
①睡眠不足、食事をとらない、定期の内服薬をやめることのないようにしましょう。
②発熱や下痢の症状がある場合には採血できませんのでお知らせください。

2. 貯血後から翌日まで
安全な(範囲の)採血をしましたが、
入浴、機械・車の運転、水泳、マラソン、当直勤務、旅行などは避けてください

3. その他
①気分が悪くなったら、頭を低くして横になってください。
②鉄剤を内服あるいは注射してる場合は通常の食事で結構です。

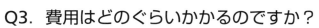

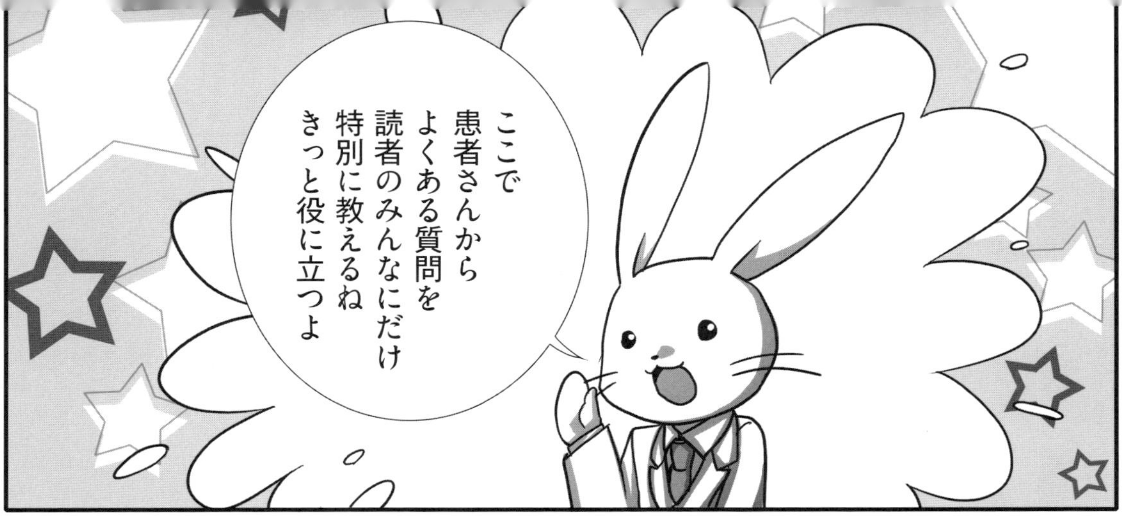
ここで
患者さんから
よくある質問を
読者のみんなにだけ
特別に教えるね
きっと役に立つよ

患者さんからの質問トップ 3

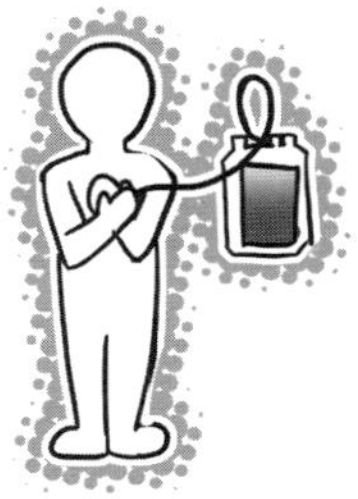

Q1. 血液は体にどれぐらいあって、一度にどれぐらい採血できるのですか？

A1. 血液量はおよそ体重の 13 分の 1 で、体重 65 kg ならばおよそ 5 L です。貯血量は、体重 50 kg 以上 1 回で 400 mL までと決められています。

Q2. 余った自己血を献血に転用できませんか？

A2. できません。献血と同等の厳密な検査をしていないからです。

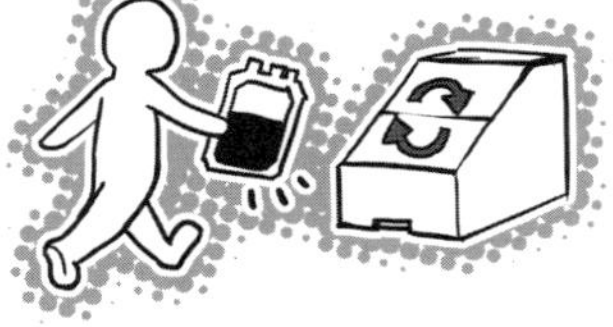

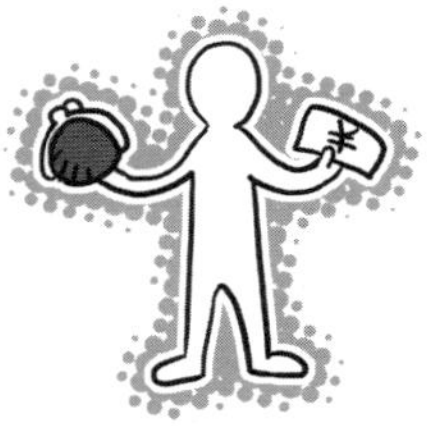

Q3. 費用はどのぐらいかかるのですか？

A3. 自己血採血 400 mL で 4,000 円程度です（保険で 3 割負担ならおよそ 1,330 円）。

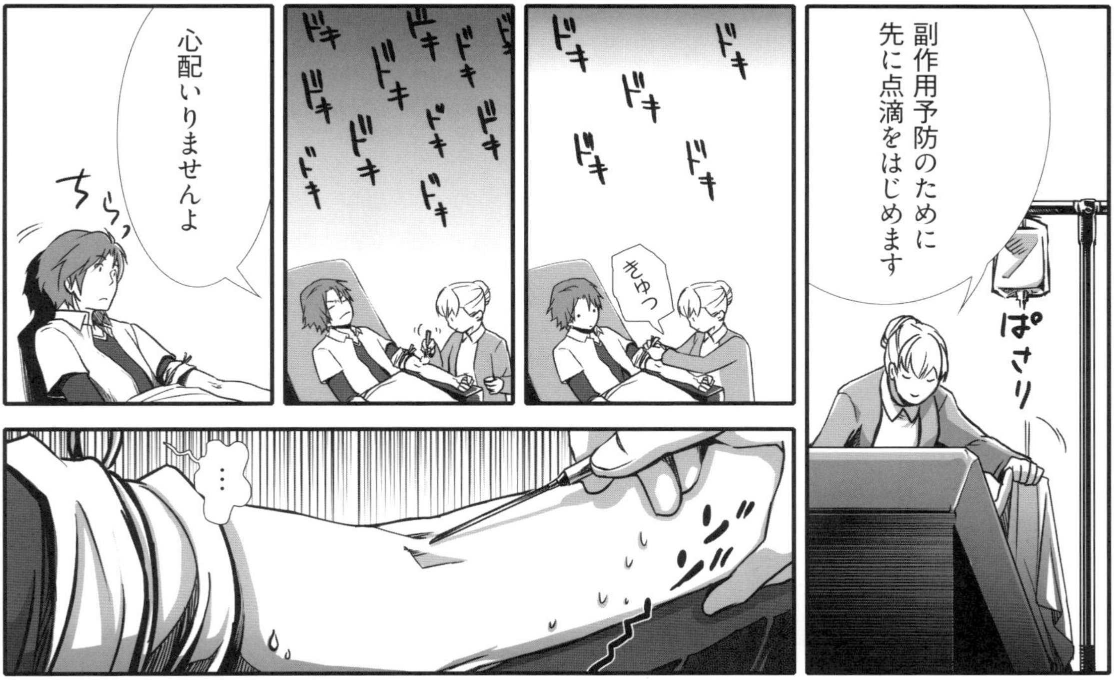
副作用予防のために
先に点滴をはじめます
ぱさり
ドキ
ドキ
きゅっ
心配いりませんよ
ちらっ
…

1週間後。2回目の来院日

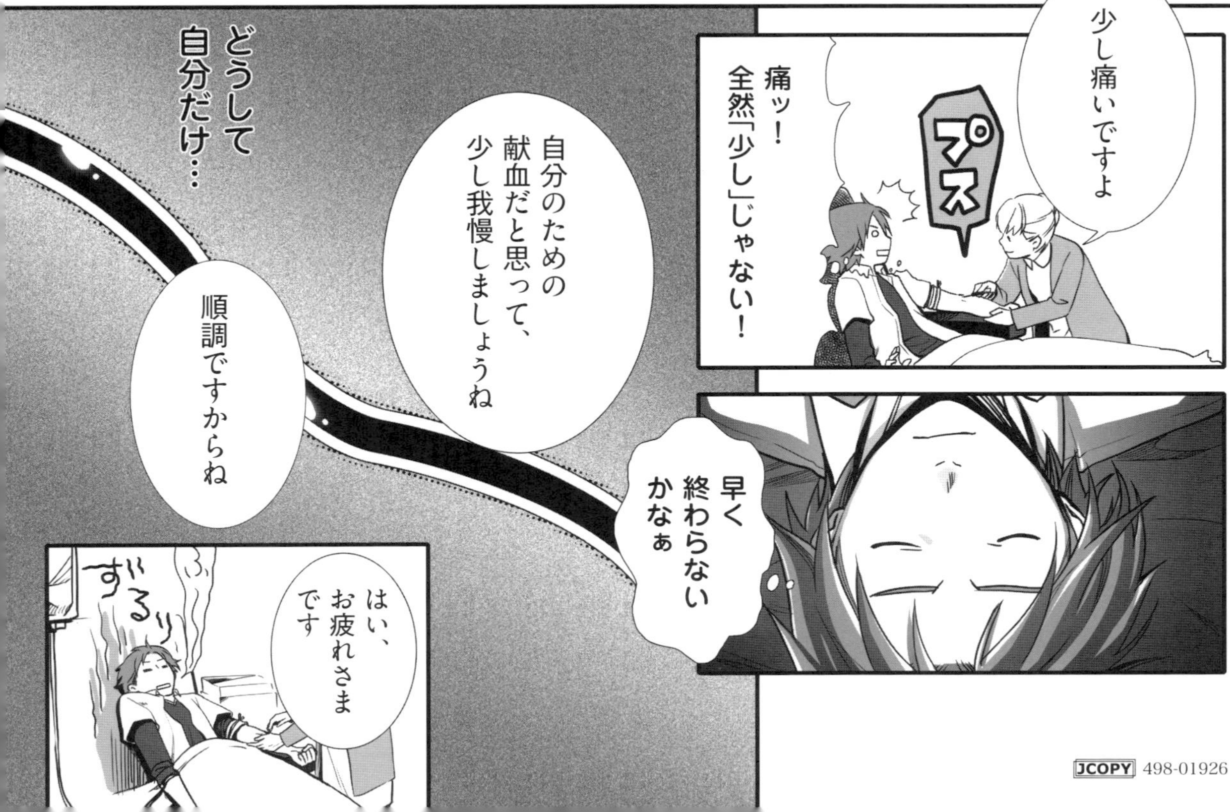
少し痛いですよ
プス
痛ッ!
全然「少し」じゃない!
早く
終わらない
かなぁ
どうして
自分だけ…
自分のための
献血だと思って、
少し我慢しましょうね
順調ですからね
はい、
お疲れさま
です

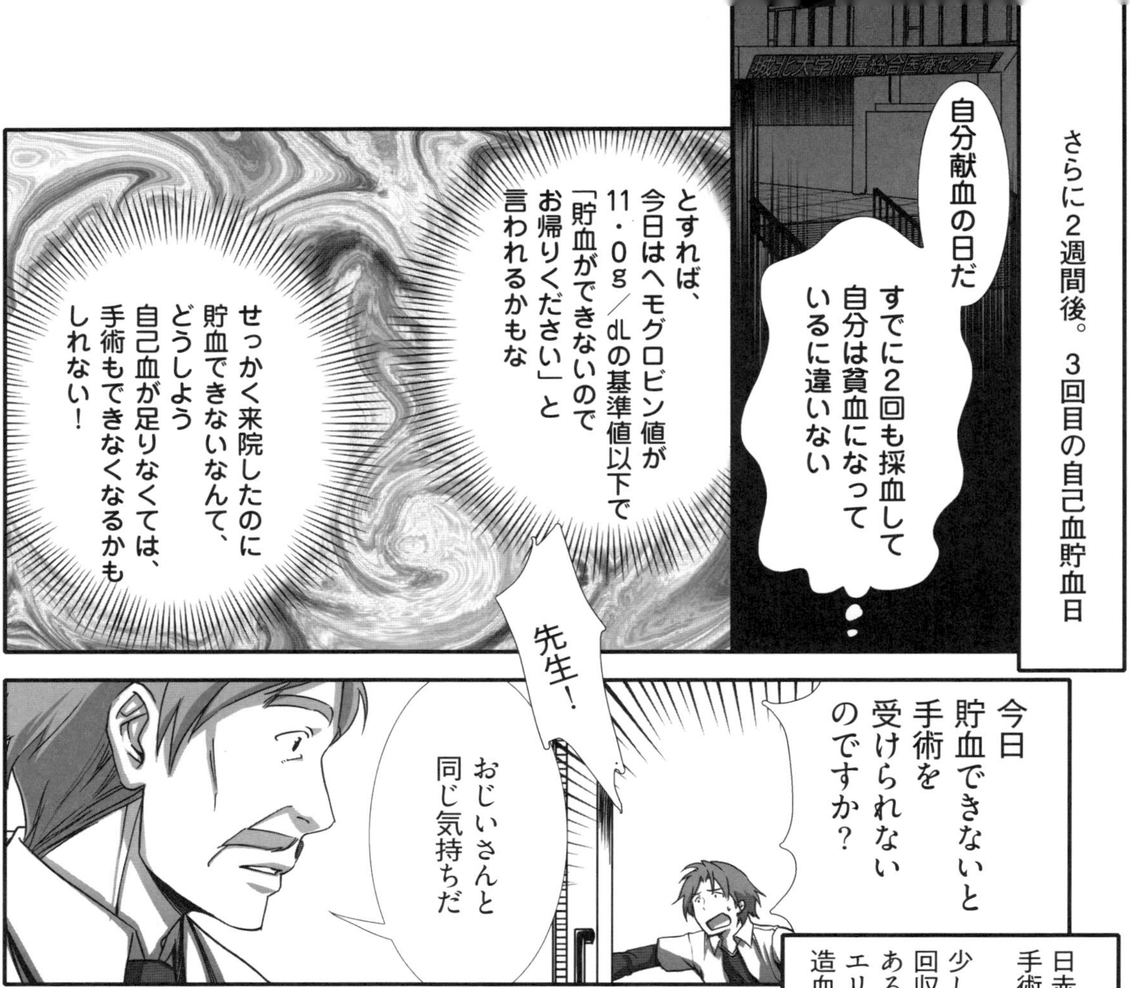

さらに2週間後。3回目の自己血貯血日
城北大学附属総合医療センター
自分献血の日だ
すでに2回も採血して自分は貧血になっているに違いない
とすれば、今日はヘモグロビン値が11・0g／dLの基準値以下で「貯血ができないのでお帰りください」と言われるかもな
せっかく来院したのに貯血できないなんて、どうしよう自己血が足りなくては、手術もできなくなるかもしれない！
先生！
今日貯血できないと手術を受けられないのですか？
おじいさんと同じ気持ちだ

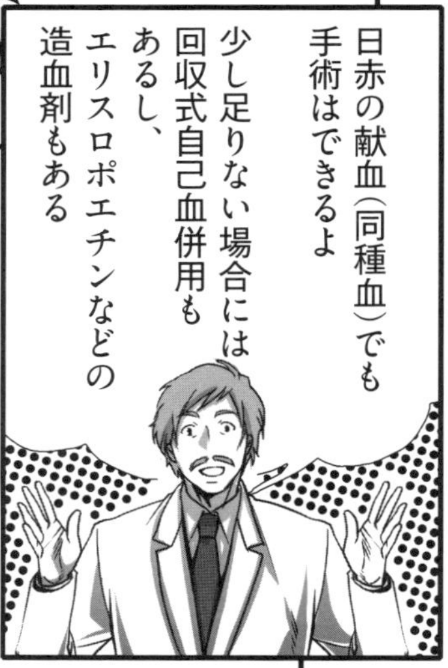

日赤の献血（同種血）でも手術はできるよ
少し足りない場合には回収式自己血併用もあるし、エリスロポエチンなどの造血剤もある

実は3回目のヘモグロビン値が 11.0 g/dL を下まわることは、想定通り。初回採血前が 13.0 g/dL で1回目はそこから 300 mL 貯血して約 11.9 g/dL に下がったはず。その1週間後の2回目の貯血前のヘモグロビン値は 12.0 g/dL。これは、造血が遅れていることを示している。ここで 300 mL の貯血をすれば、次回3回目はヘモグロビン値が 11.0 g/dL 以下になってしまう。そこで、2回目の貯血量を 200 mL に控えて、しかも3回目の自己血採血日を1週間遅らせて2週間後に残り 300 mL 貯血する予定にしていたんだ。

これが認定医のノウハウだよ。

今日のヘモグロビン値は12・0g／dLで貯血できますよ
た
こっ

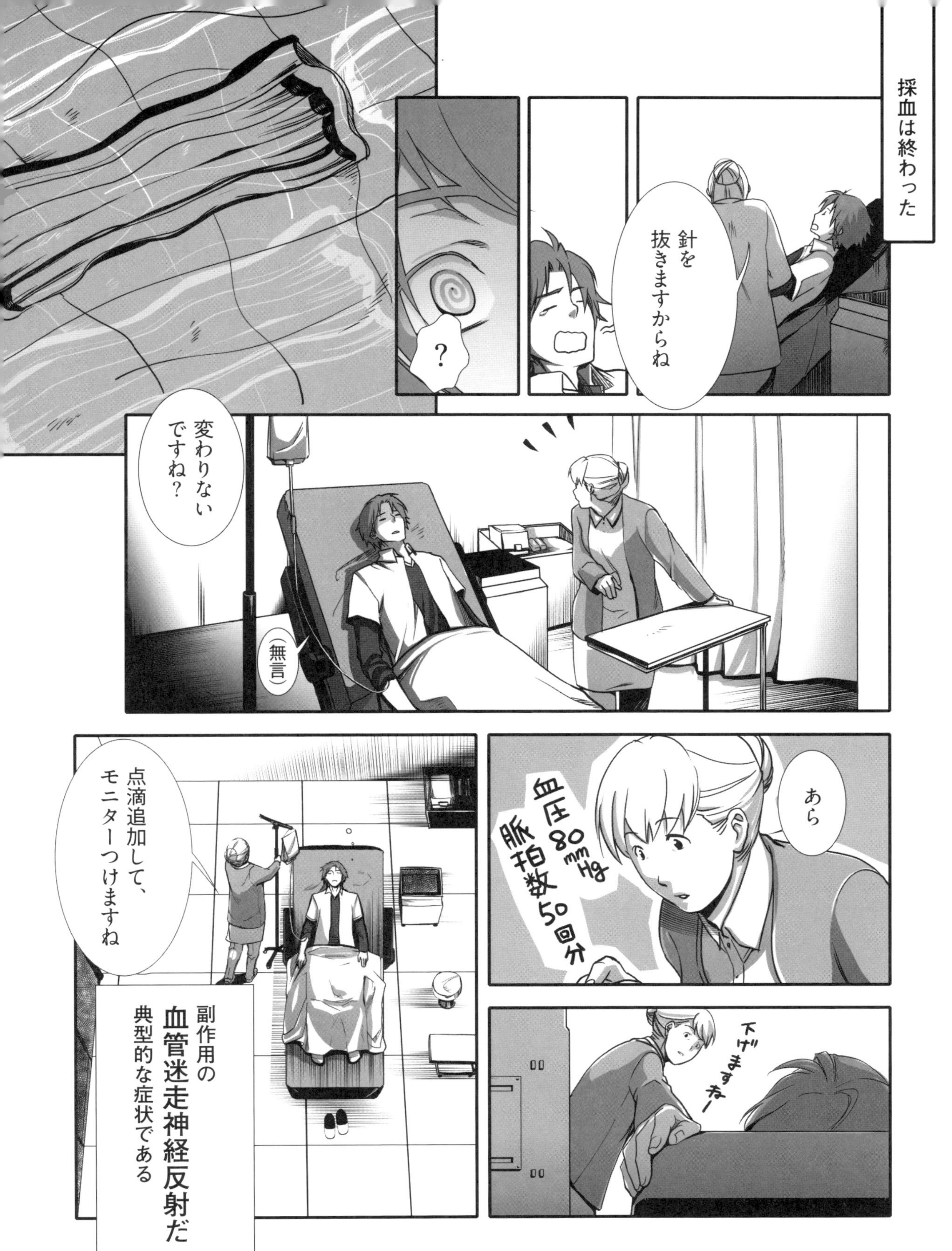

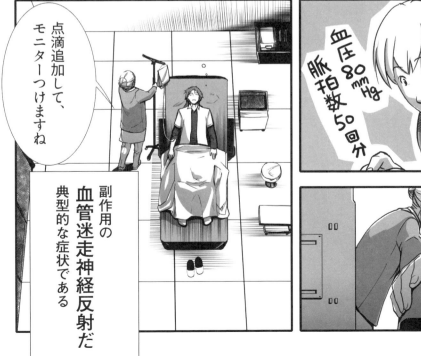

JCOPY 498-01926

用語 7　血管迷走神経反射

採血直後に起こりやすい副作用。ストレスや疼痛などが脳幹血管運動中枢を刺激して副交感神経の作用により血管は拡張、心拍数は低下して静脈の還流量が減少し、血圧低下、徐脈、四肢冷感、失神を起こす。経験上、無口、欠伸が先行することが多い。

軽症の対策は頭を低くして、臥位で膝を立てること。血圧測定、酸素吸入、血管確保、補液、硫酸アトロピン投与を必要とする場合もある。ボスミン投与まで必要な例もあるというが経験したことはない。あらかじめ（貯血と反対側の）肘静脈の血管確保をしておいて、症状発生時に慌てないようにリスク管理している施設もある。

血圧 70 mmHg 以下、脈拍数 40 回/分以下で意識消失 5 秒以上あれば重症であり、救命治療体制をとる（救急院内コールなど）。

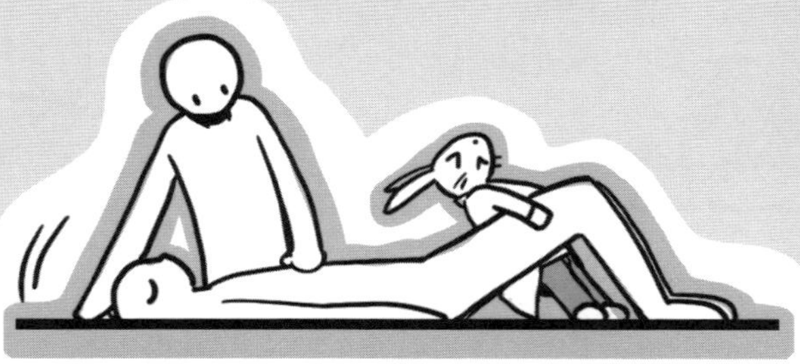

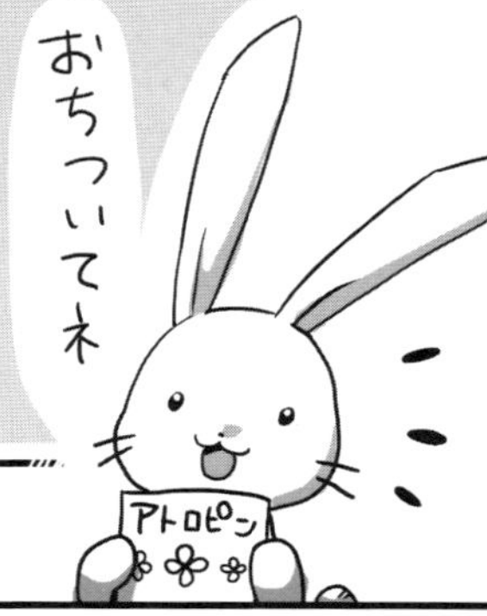
おちついてネ
アトロピン

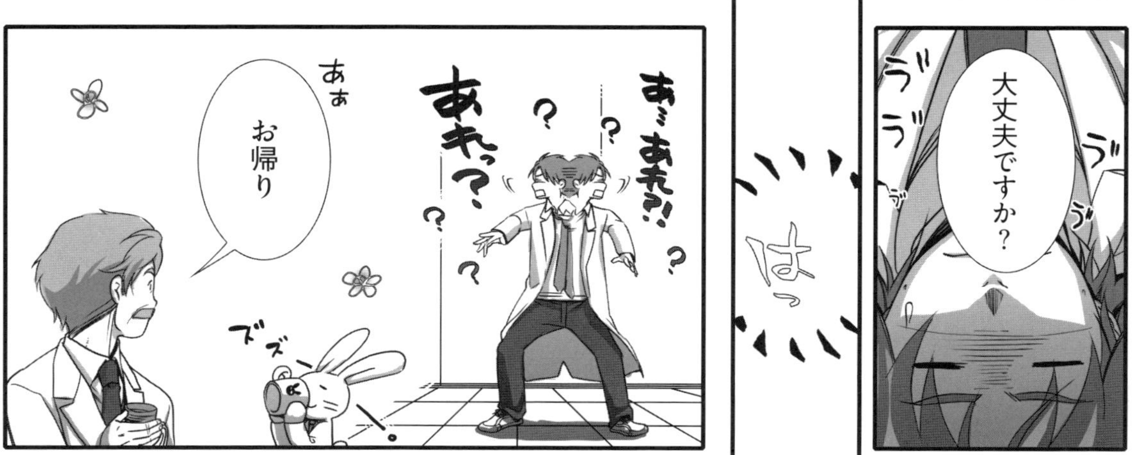
大丈夫ですか?
はっ
あぁ
お帰り
あ〜あれ?!
あれっ?
ズズ－

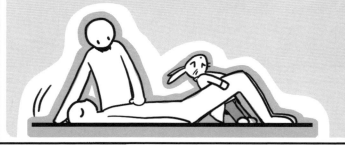

第Ⅳ章のまとめ

[インフォームドコンセント]

☑ 説明と同意（インフォームドコンセント）が自己血輸血でも必要。

[自己血輸血についての主な説明内容]

☑ ①利点：感染症やアレルギーがない。②欠点：起立性低血圧、血管迷走神経反射が起こりうる。通院日が増える。

☑ 貯血できるための条件：①ヘモグロビン値 11.0g/dL 以上。
②感染症がないこと。③年齢、体重、既往歴、現病歴。
④採血に使う血管がはっきりしていること。

[患者さんへの注意喚起]

☑ 注意事項：①睡眠、食事、定期の内服薬をとる。②採血当日は入浴、運転、水泳、マラソン、当直、旅行を避ける。③気分が悪くなったら頭を低くして横になる。

[人工股関節置換術の自己血貯血]

☑ 先天性股関節症では貧血がないので、体重 50kg 以上で 65 歳以下であれば３～４週で 1,200mL の貯血が可能。

☑ 鉄剤静注投与は必須。

☑ 関節リウマチでは４週間で 1,200mL 貯血することは難しい。

☑ エリスロポエチン適応例もある。

[血管迷走神経反射の症状・対策]

☑ 副交感神経の作用による血圧低下、徐脈、四肢冷感、失神の症状。

☑ 採血直後に起こりやすい。

☑ 軽症では「頭を低く膝を立てる」

☑ 重症では血管確保、補液、硫酸アトロピン投与。

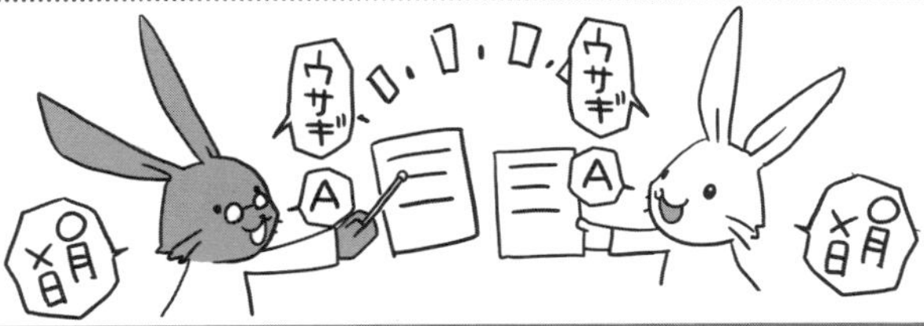

JCOPY 498-01926

4

弱いものをいじめてはなりませぬ、什の掟にならって

患者さんの身になって

いじめの問題がなくならないのはなぜでしょうか？　自分が子どもだった頃のことを思い起こしてみると、小さい頃は相手の身になって考えるという思考回路がなかったように思います。子ども向けの童話でも王子と動物が入れ替わったり、いじめられていた娘が王妃になったりする話が多いのは、相手の身になるという考えを子どもに植え付けようとしているのかもしれません。医療人にはこの回路が絶対に必要です。擦り切れるほど毎日使います。つまり、医療は「患者さんの気持ちになって考えなければ成り立たない」ものだと、私は言いたいのです。しかし、なかなか難しいものです。本書『マンガで学ぶ自己血輸血』の第Ⅳ章には、医師が患者と入れ替わる場面が出てきます。これは、研修医に患者さんの気持ちになって考えなさいという戒めです。

最近、患者さんの検査値をチェックしていて気がついたことがあります。それは、自己血の申し込み時よりも、初回採

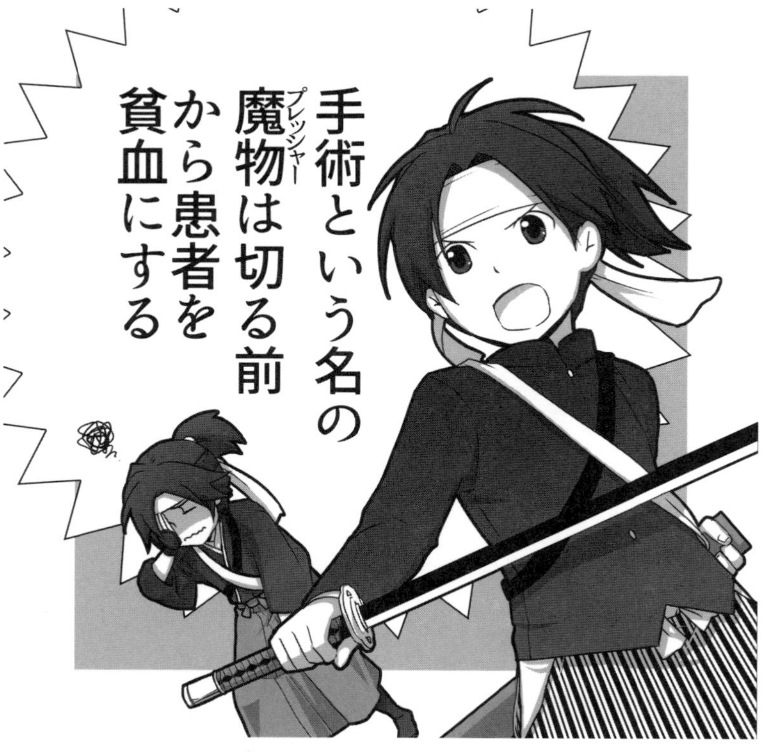
手術という名の
魔物《プレッシャー》は切る前
から患者を
貧血にする

血前（もちろん貯血直前）のほうが、患者さんのHb値が低いのです。試しに12人を無作為に抽出して検査値を見てみると11人の患者さんが、まだ貯血をしていないのにHb値が低くなっていました。これでは貯血の計画に影響します。その原因は何でしょうか？

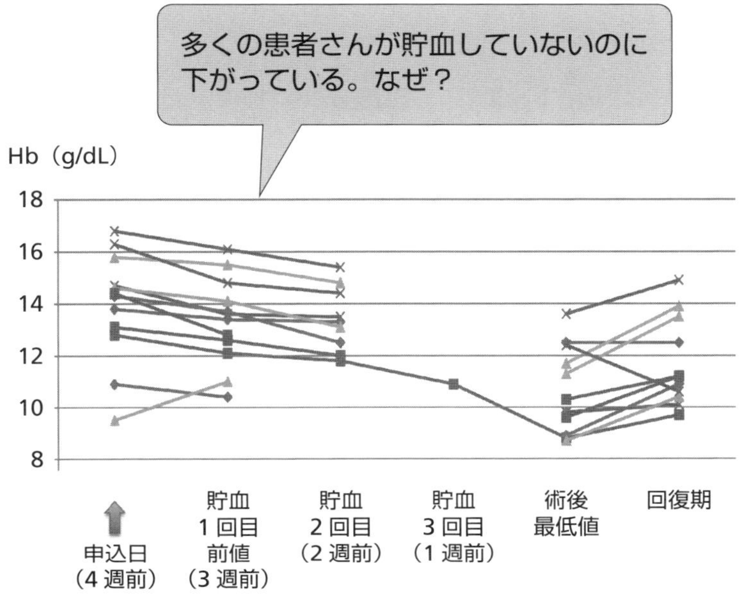

図　貯血前後のHb値の推移　12人

答えのヒントが一つありました。12人中1人だけHb値が下がらなかった患者さんがいたのです（図参照）。実は、その女性は1週間前から鉄剤を内服していました。このことから推測するとHb値が下がっている患者さんは貯血前にすでに鉄が不足していたのではないでしょうか？　食事の摂取量が減少していると推定されます。すこし鬱（うつ）状態になっているのかもしれません。

想像してみましょう、患者さんの身になって。自己血貯血を始める時期は手術の4～5週間前です。手術日が決まってからというもの、いろいろ心配ごとが出てきて不安が募ってきます。食欲も低下してしまいます。また、入院前に（迷惑をかけないように）仕事を終わらせておこうとして、より働いてしまいます。関節手術前では痛みが強いので（その痛みをとるために手術する）、減量している場合もあるでしょう。前立腺癌の手術では、生命予後に関係しないといわれても「ガン」という言葉が重くのしかかります。やはり、以前と比べて体調が悪化する患者さんが多いのではないでしょうか。それが、Hb値の低下となって現れると、私は考えています。では対策はないのでしょうか？　患者さんの不安をとることと（一番難しい！）、1週間前から鉄剤内服が良いでしょう。

JCOPY 498-01926

第V章

輸血に資格が必要ですか？

―学会認定制度―

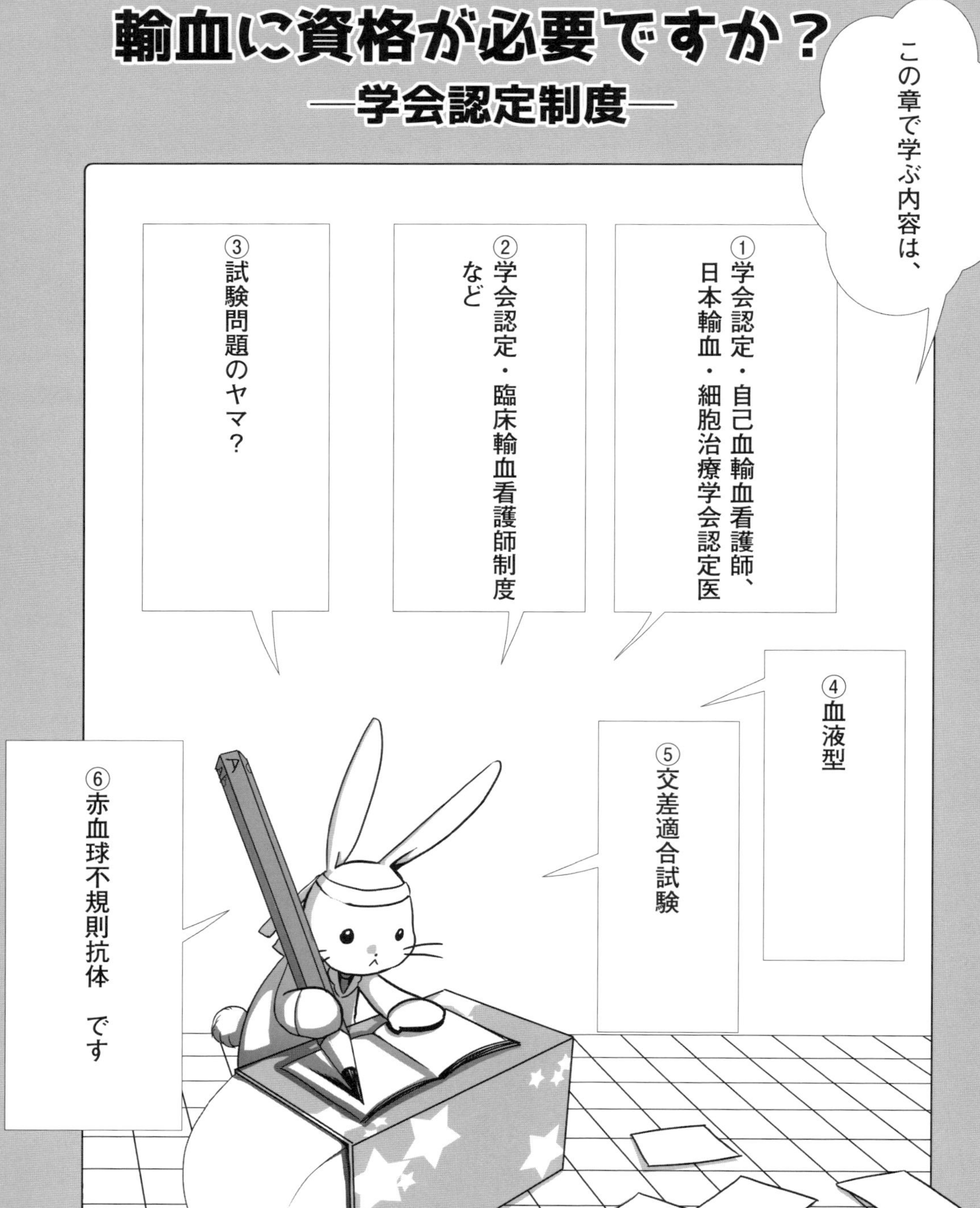

この章で学ぶ内容は、
①学会認定・自己血輸血看護師、日本輸血・細胞治療学会認定医
②学会認定・臨床輸血看護師制度 など
③試験問題のヤマ？
④血液型
⑤交差適合試験
⑥赤血球不規則抗体　です

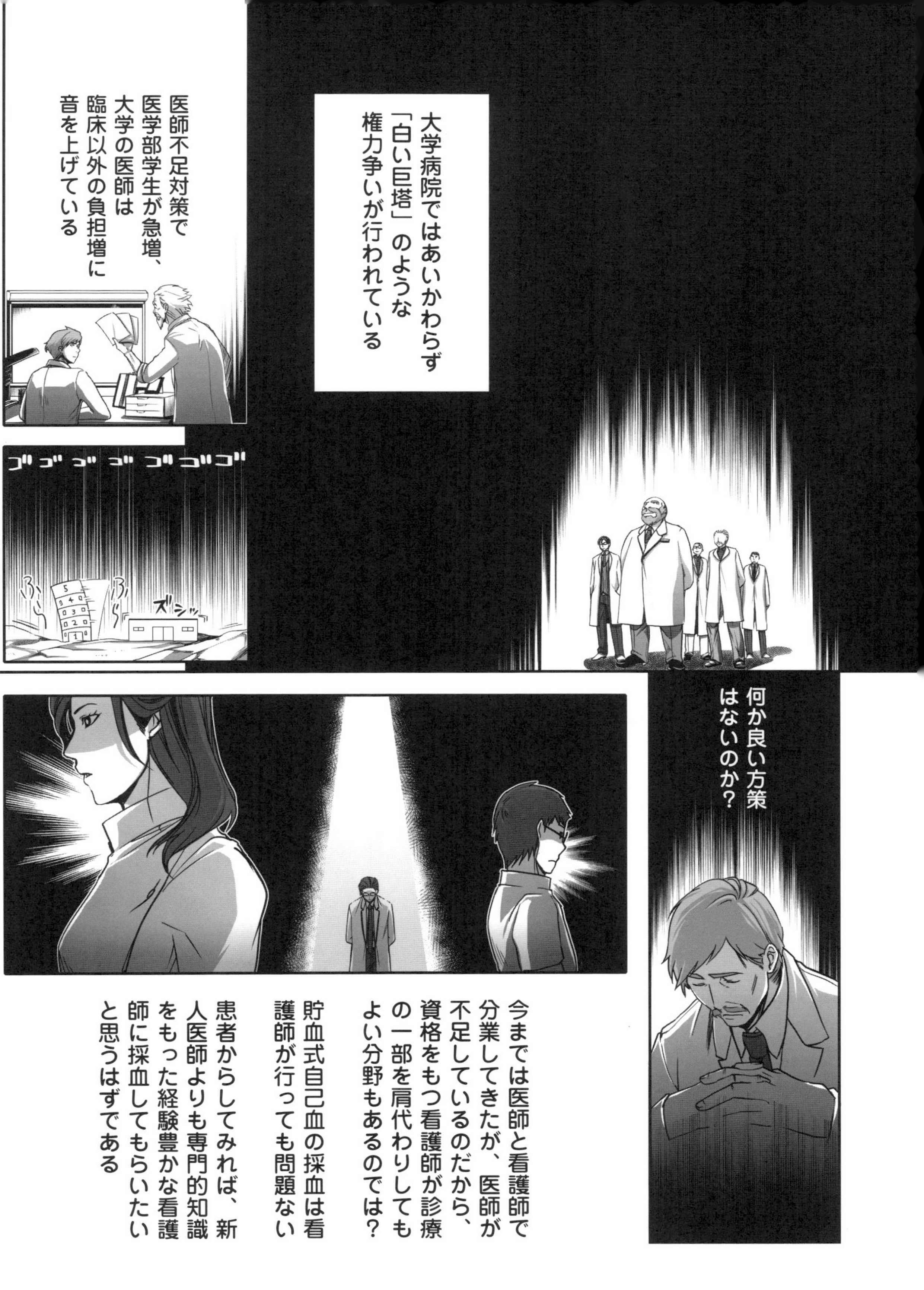
大学病院ではあいかわらず「白い巨塔」のような権力争いが行われている
医師不足対策で医学部学生が急増、大学の医師は臨床以外の負担増に音を上げている
ゴゴゴゴゴゴゴ
ふら
ふら
ズシッ
何か良い方策はないのか？
今までは医師と看護師で分業してきたが、医師が不足しているのだから、資格をもつ看護師が診療の一部を肩代わりしてもよい分野もあるのでは？
貯血式自己血の採血は看護師が行っても問題ない
患者からしてみれば、新人医師よりも専門的知識をもった経験豊かな看護師に採血してもらいたいと思うはずである

JCOPY 498-01926

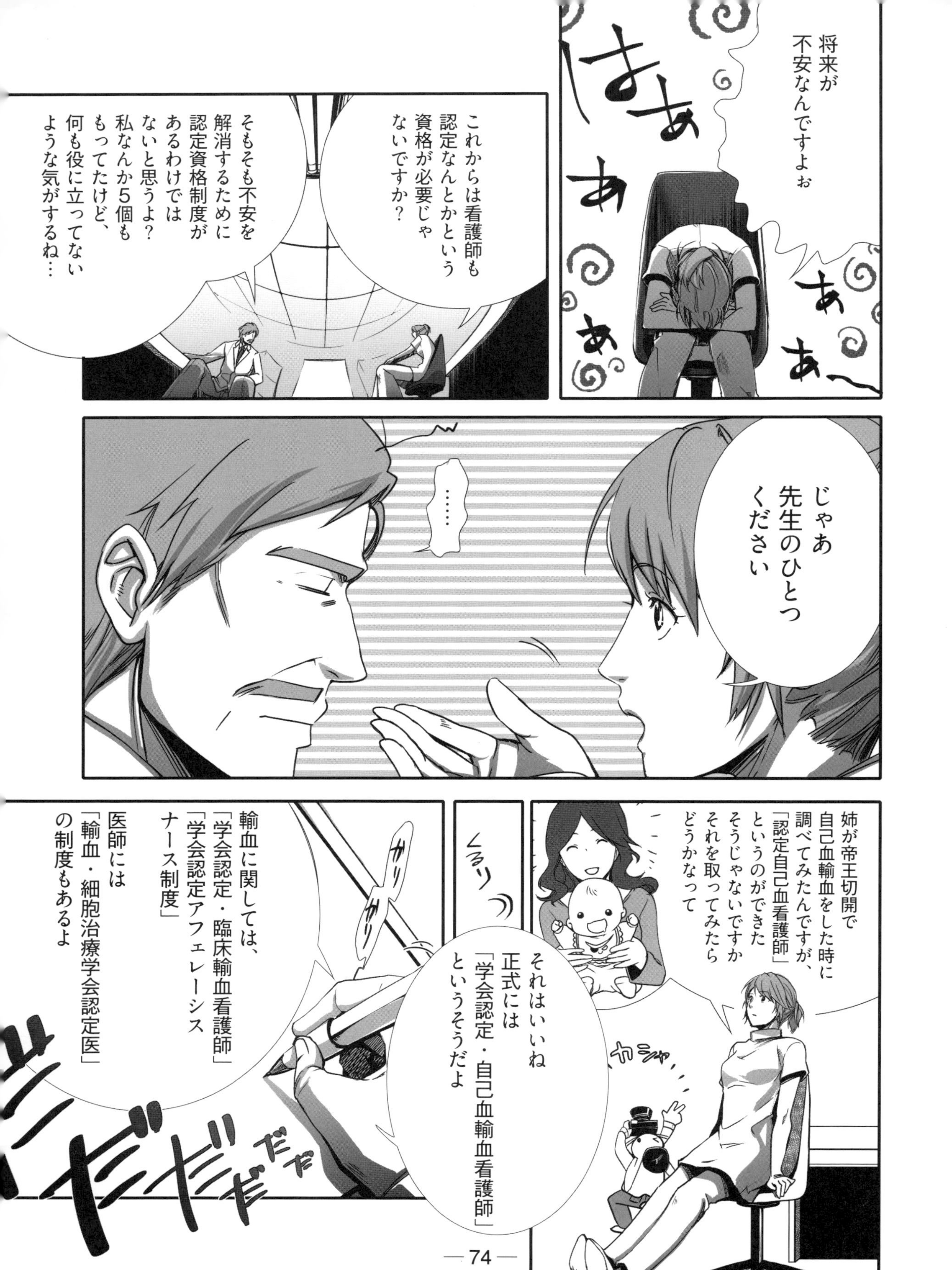
将来が不安なんですよぉ
はあああああ〜
これからは看護師も認定なんとかという資格が必要じゃないですか?
そもそも不安を解消するために認定資格制度があるわけではないと思うよ?
私なんか5個ももってたけど、何も役に立ってないような気がするね…
じゃあ先生のひとつください
……
姉が帝王切開で自己血輸血をした時に調べてみたんですが、「認定自己血看護師」というのができたそうじゃないですかそれを取ってみたらどうかなって
カシャ
それはいいね
正式には「学会認定・自己血輸血看護師」というそうだよ
くるり
カリカリ
輸血に関しては、「学会認定・臨床輸血看護師」「学会認定アフェレーシスナース制度」
医師には「輸血・細胞治療学会認定医」の制度もあるよ

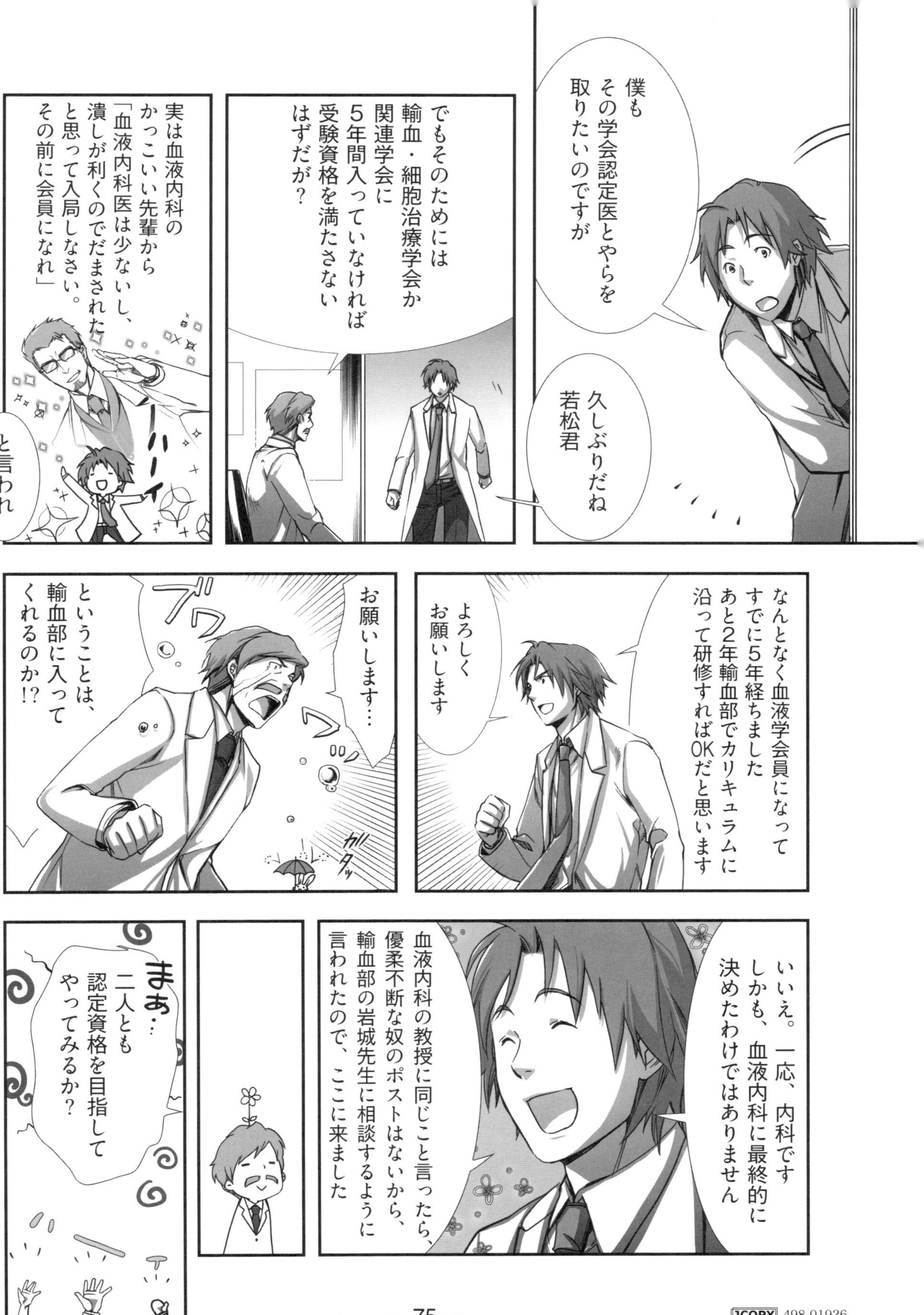

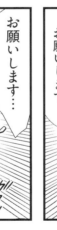

僕もその学会認定医とやらを取りたいのですが
久しぶりだね若松君
でもそのためには輸血・細胞治療学会か関連学会に5年間入っていなければ受験資格を満たさないはずだが?
実は血液内科のかっこいい先輩から「血液内科医は少ないし、潰しが利くのでだまされたと思って入局しなさい。その前に会員になれ」
ハーイ
と言われ
なんとなく血液学会員になってすでに5年経ちましたあと2年輸血部でカリキュラムに沿って研修すればOKだと思います
よろしくお願いします
お願いします…
ブワ
ということは、輸血部に入ってくれるのか!?
ガタッ
いいえ。一応、内科ですしかも、血液内科に最終的に決めたわけではありません
血液内科の教授に同じこと言ったら、優柔不断な奴のポストはないから、輸血部の岩城先生に相談するように言われたので、ここに来ました
まあ…二人とも認定資格を目指してやってみるか?

JCOPY 498-01926

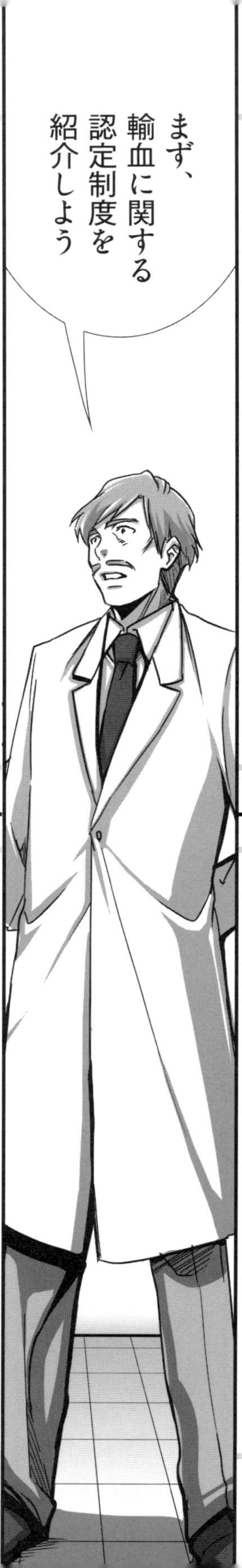
まず、輸血に関する認定制度を紹介しよう

輸血に関する認定制度 その 1

1. 日本輸血・細胞治療学会認定医制度

【目的】安全で効果的な輸血の発展と普及を目指し輸血医学の基礎および臨床に関する知識と実践力を備えた医師の育成。

【受験資格】医籍登録後 7 年、原則 5 年以上継続して学会員であって、認定医の下で合計 2 年以上研修など。以下略。

2. 学会認定・自己血輸血看護師制度

日本自己血輸血学会と日本輸血・細胞治療学会に日本赤十字社が協力。

【目的】適正で安全な自己血輸血を推進する看護師の育成。

【受験資格】臨床経験が 2 年以上の看護師(准看護師の経験を含む)。日本自己血輸血学会会員あるいは日本輸血・細胞治療学会会員。自己血輸血業務経験が 1 年以上あることおよび自己血輸血実施が 30 例以上あること。指定セミナーの受講など。以下略。

輸血に関する認定制度 その 2

3. 学会認定・臨床輸血看護師制度:

輸血・細胞治療学会、血液学会、外科学会、産科婦人科学会、麻酔科学会の協力と日本看護協会の推薦を得ている制度。

【目的】臨床輸血に精通し、安全な輸血に寄与することのできる看護師の育成。

【受験資格】通算 3 年以上の臨床経験を有する輸血治療を行っている施設の看護師を対象とする。受験申請にあたっては所属長および輸血責任医師それぞれの推薦書が必要。以下略。

4. その他: 学会認定・アフェレーシスナース制度がある。

5. 臨床検査技師には、認定輸血検査技師制度がある。

6. 細胞治療認定管理師もできた。

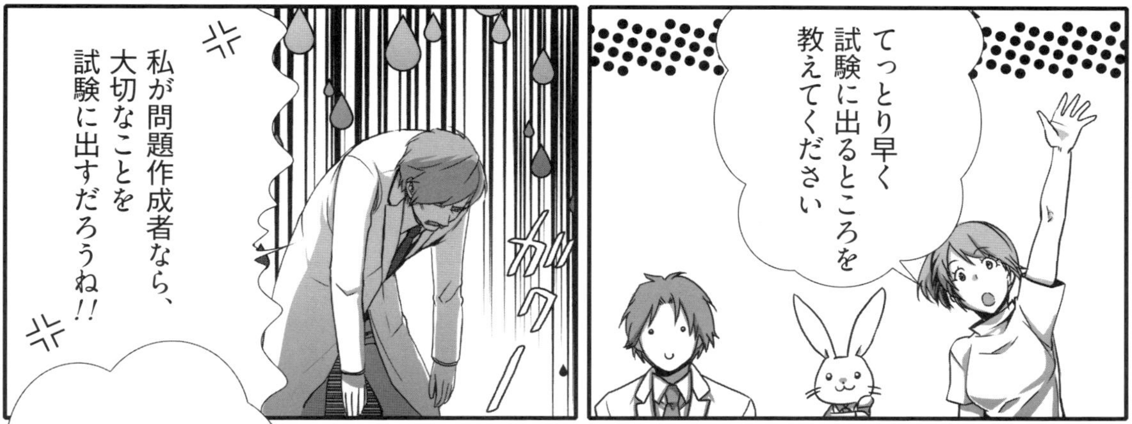
てっとり早く試験に出るところを教えてください
私が問題作成者なら、大切なことを試験に出すだろうね!!
自己血で大切なことはこれだよ

試験に出そうな自己血輸血で大切なこと

1. 適応

・待機手術の患者で術中予想出血量が 600 mL 以上。
・赤血球不規則抗体陽性あるいはまれな血液型の患者の手術。
注意→大量出血や緊急手術に備えるものではない。

2. 採血条件

・ヘモグロビン値 11.0 g/dL(妊婦は 10.0 g/dL)以上。
・体重 50 kg 以上で週 1 回 400 mL。術前 3 日前からは貯血禁止。
・左室流出路狭窄や不安定狭心症などの心疾患は禁止。
・感染症(発熱、下痢、抜歯)の場合も貯血不可。

3. 副作用

・血管迷走神経反射
・起立性低血圧
・貧血

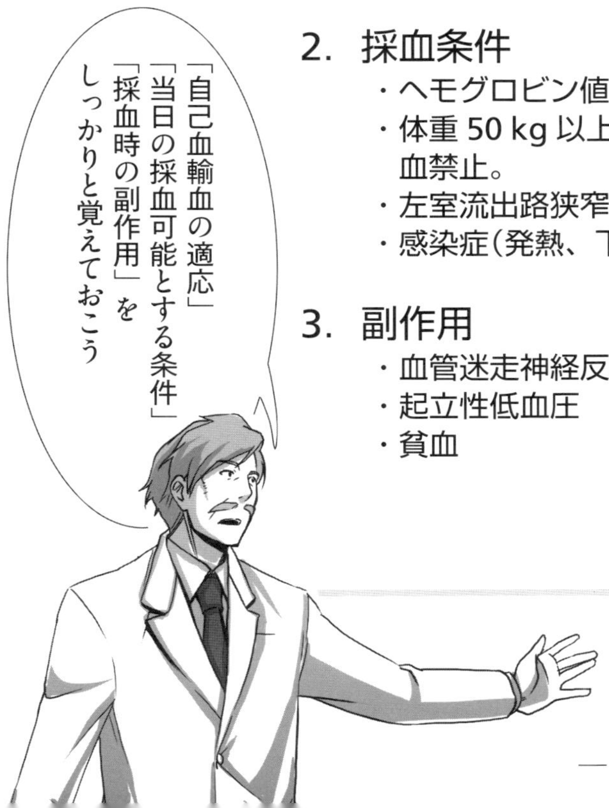
「自己血輸血の適応」「当日の採血可能とする条件」「採血時の副作用」をしっかりと覚えておこう

JCOPY 498-01926

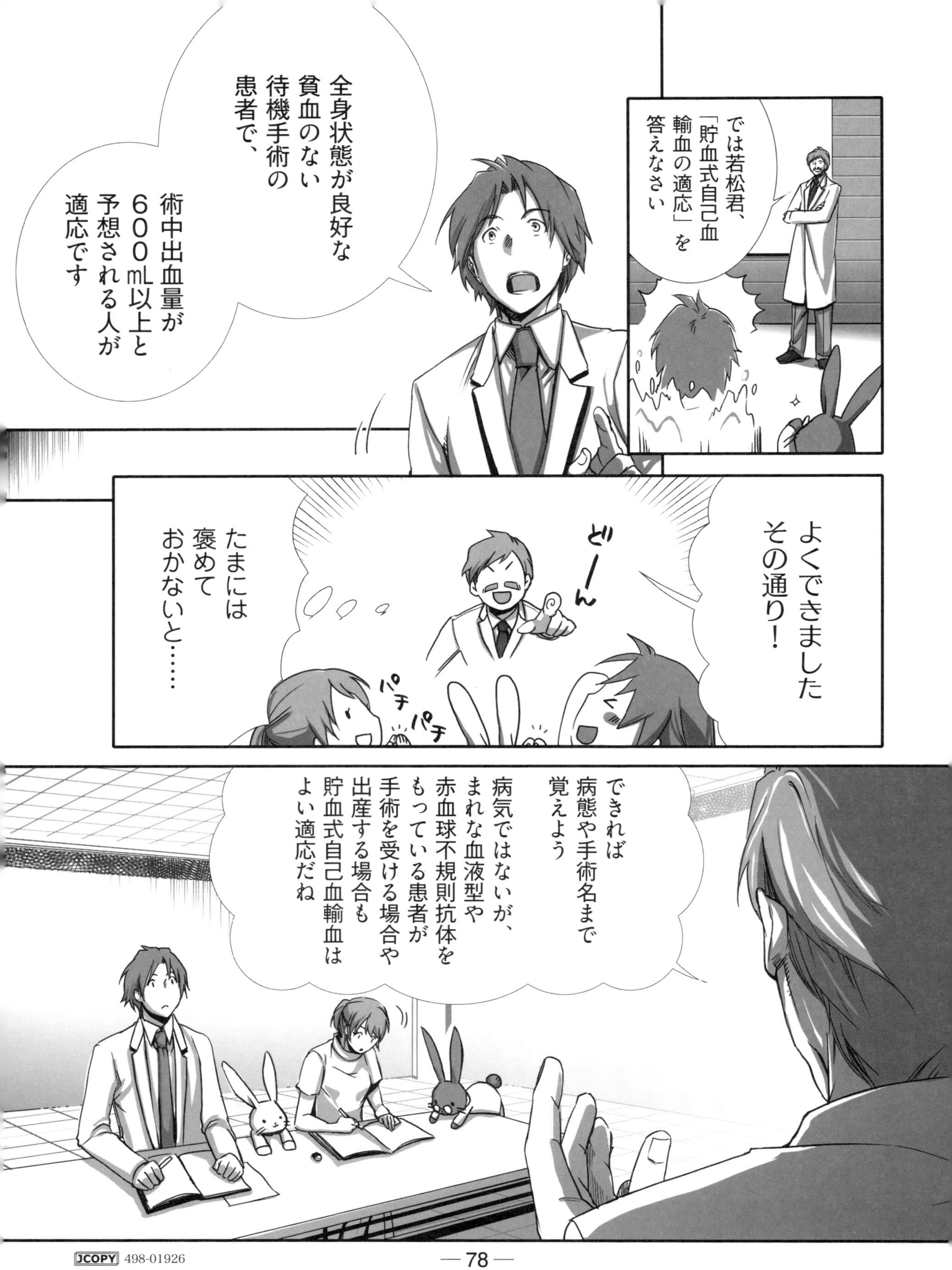
では若松君、「貯血式自己血輸血の適応」を答えなさい
全身状態が良好な貧血のない待機手術の患者で、
術中出血量が600mL以上と予想される人が適応です
よくできましたその通り!
どーん
たまには褒めておかないと……
パチパチ
できれば病態や手術名まで覚えよう
病気ではないが、まれな血液型や赤血球不規則抗体をもっている患者が手術を受ける場合や出産する場合も貯血式自己血輸血はよい適応だね

試験に出そうな自己血輸血の適応病態と貯血量トップ3

1. 実際の患者数の多い順（自験例）
   ①整形外科の股関節や膝関節の人工関節置換術
   （左右あるので 2 回実施する患者もいるから最多）
   ②産科の前置胎盤（産科のない病院では無）
   ③泌尿器科の前立腺全摘出術

2. 貯血量の多い順（自験例）
   ①特発性側弯矯正術（1,000～1,200 mL）
   ②前立腺全摘出術（800～1,000 mL）
   ③人工股関節置換術（800 mL）

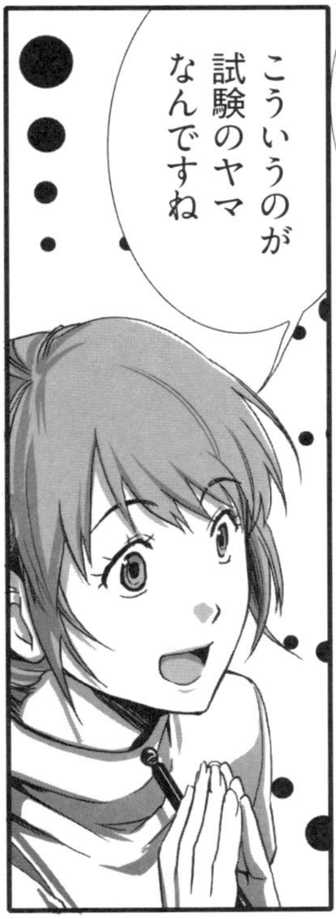
試験に出そうな自己血輸血の適応病態と貯血量トップ3はこれだ
しかし、私が出題者だったら、適応とならないのはどれかを選ぶ問題を出すね……
たとえば
こういうのが試験のヤマなんですね

誤りやすい自己血輸血の適応ではない病態

1. 感染症がある状態での手術
   下痢でも→禁止：エルシニアのエンドトキシンショックを危惧

2. 左室流出路の狭窄
   肥大型心筋症や大動脈弁狭窄などが該当

3. 出血予想量が 400 mL 以下の手術
   子宮筋腫核出術や一般消化器外科の手術は通常無輸血

JCOPY 498-01926

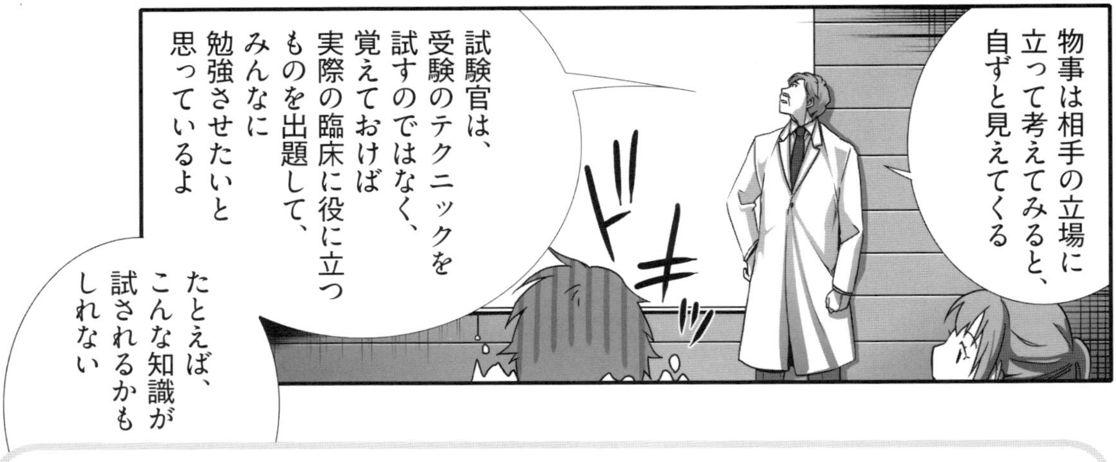
物事は相手の立場に立って考えてみると、自ずと見えてくる
試験官は、受験のテクニックを試すのではなく、覚えておけば実際の臨床に役に立つものを出題して、みんなに勉強させたいと思っているよ
ドキッ
たとえば、こんな知識が試されるかもしれない

自己血輸血に必要な情報・検査

1. 体重：体重にあわせて貯血量を減らすため（50 kg 以上で 400 mL）。
2. 既往歴：［脳梗塞、血栓症］：エリスロポエチンが使えない。
3. 感染症［術前感染症検査で陰性であることに加えて］：
   下痢→エルシニア菌→エンドトキシンショック例があったため。
   抜歯は感染症ではないが 3 日以内は避ける。
4. 心電図：不整脈や狭心症の可能性があれば自己血より精密検査が先。
5. 抗凝固剤、血小板凝集抑制剤の内服：非適応ということではなく、止血の時間に関わるため。

自己血輸血で誤りやすい考え方

1. 自己血輸血なら→同種血の準備は全くいらない　×
   【理由】予想出血量を上回る出血も想定して、準備しおく。
2. 自己血輸血なら→交差適合試験はいらない　×
   【理由】取り違え防止策として必要。
3. 自己血なら→放射線照射はいらない　○
   【理由】自己のリンパ球は宿主と反応しないから。
4. 自己血なら→白血球除去はいらない　○
   【理由】自己の白血球は抗原とはならないから。
5. 自己血なら→肝炎ウイルスが陽性でもよい　×
   【理由】輸血部から手術室の間での院内感染源となる可能性あり。

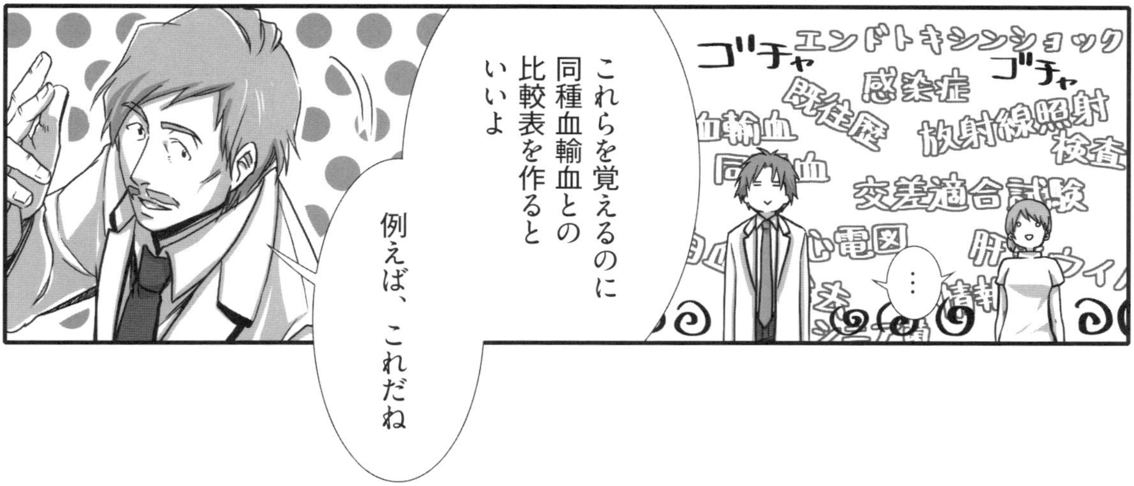

自己血輸血と同種血輸血の比較

	自己血	同種血
放射線照射	しない	する
【理由】自己血では輸血後 GVHD は起こらない。		
感染症検査	手術前感染症検査のみ	核酸増幅検査(NAT)まで
【説明】自己血は使用しない場合は廃棄となる。他の人に転用して輸血できず。		
輸血関連急性肺障害	ない	全国で年数十例
【説明】現在輸血の副作用でもっとも重篤。抗白血球抗体などの関与。		
白血球除去	してない	してある
【説明】自己血なら白血球抗体などは作らない。		
細菌汚染	あり得る	あり得る
【説明】自己血でもエルシニア菌や表皮ブドウ球菌混入の可能性がある。		

JCOPY 498-01926

用語 8　輸血後 GVHD

輸血後 GVHD(graft-versus-host disease：移植片対宿主病)は、リンパ球を含む血液製剤が輸血された患者に生着し、移植片(Graft)となって宿主(Host)である患者の皮膚、骨髄、肝臓などの組織を破壊する副作用。1～2 週間後に発熱、紅斑が出現し、引き続き下痢、肝機能障害、顆粒球減少症が出現し、死亡に至る。HLA が関係しているため血縁者間の輸血で GVHD 発症の危険性が高い(現在、血縁者間輸血は行わない)。予防法は、血液(赤血球、血小板製剤)に放射線照射(15～25 Gy)すること。または、照射済の血液製剤の供給を受けて、これを用いることである。近年、この対策の奏効により輸血後 GVHD の確定診断例は報告されていない。

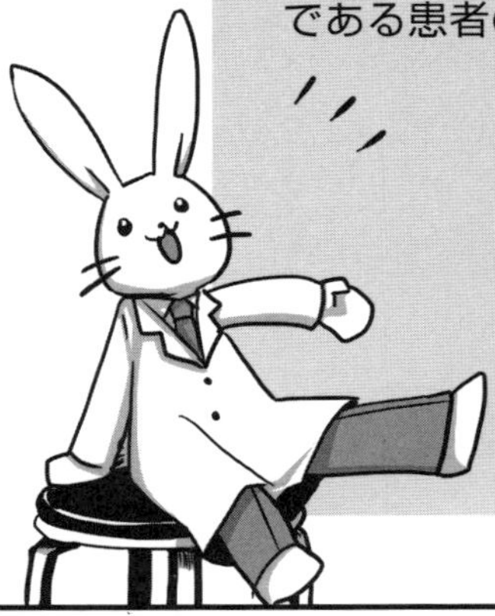

用語 9　輸血関連急性肺障害：TRALI

TRALI(transfusion related acute lung injury)は、輸血終了後 4～6 時間以内に急激な肺水腫、低酸素血症、頻脈、低血圧、チアノーゼ、呼吸困難を呈する輸血副作用で、時に死亡に至ることがある。輸血と肺障害を結びつける原因のひとつに、抗 HLA 抗体による肺の血管内皮細胞の障害が想定されている。この抗体は患者側に存在して免疫反応を起こす場合だけでなく供血者側に存在して発症する場合がある。
症状が現れた場合には直ちに輸血を中止し、酸素投与、呼吸管理、ステロイド剤の投与などを行うとされている。

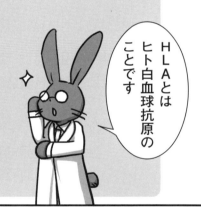

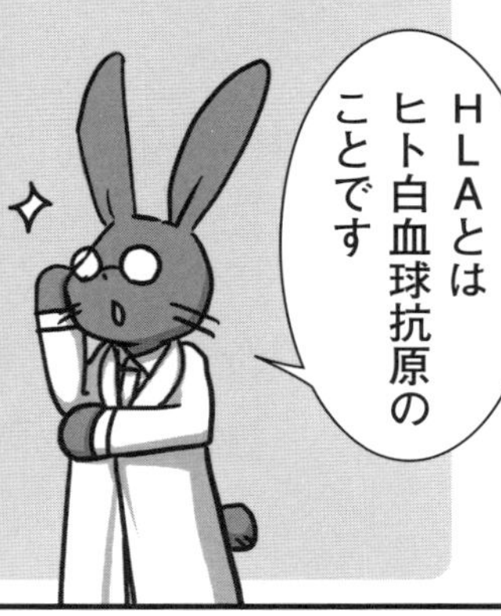
HLAとはヒト白血球抗原のことです

用語 10　核酸増幅検査：NAT

NAT(nucleic acid amplification test)は PCR 法(polymerase chain reaction)を用いて、目的とするウイルスの核酸(HBV は DNA、HCV は RNA、HIV は RNA)を複製・増幅検出する検査方法。日赤では供血者血液検査中のウイルスの有無をこの方法で検査している。この方法により、ウイルスを抗体で検出する方法よりもウインドウピリオド(検査検出空白期間)を約半分に短縮できたという。

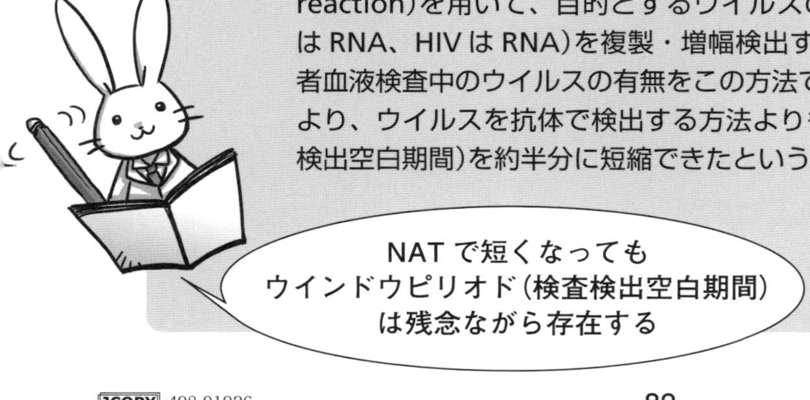
NAT で短くなっても
ウインドウピリオド(検査検出空白期間)
は残念ながら存在する

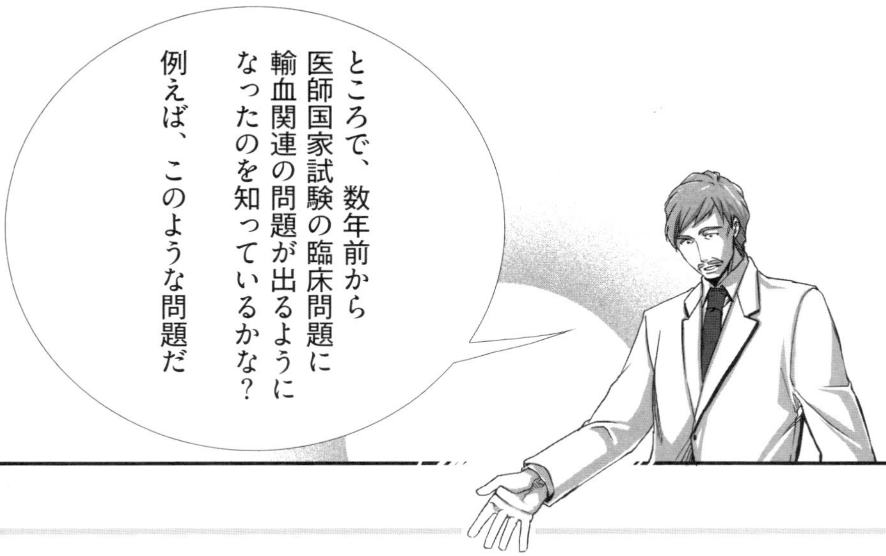
ところで、数年前から
医師国家試験の臨床問題に
輸血関連の問題が出るように
なったのを知っているかな？
例えば、このような問題だ

国家試験類似問題（新作）

41 歳、男性。自動二輪運転中の単独転倒事故で救急搬送。
刺激で覚醒するが失見当識あり。血圧 90mmHg、Hb 6.1 g/dL。
体重 60kg。腹部に紫斑。血尿。献血手帳と臓器提供意思カードを持っていた。

Q1．静脈路は確保した。行うべき検査として適切な組み合わせを a～e の選択肢からひとつ選べ。

①血液型検査、②腹部超音波検査、③髄液検査、④脳波検査、⑤尿検査

a．①②③、b．②③④、c．①②⑤、d．③④⑤、e．①④⑤

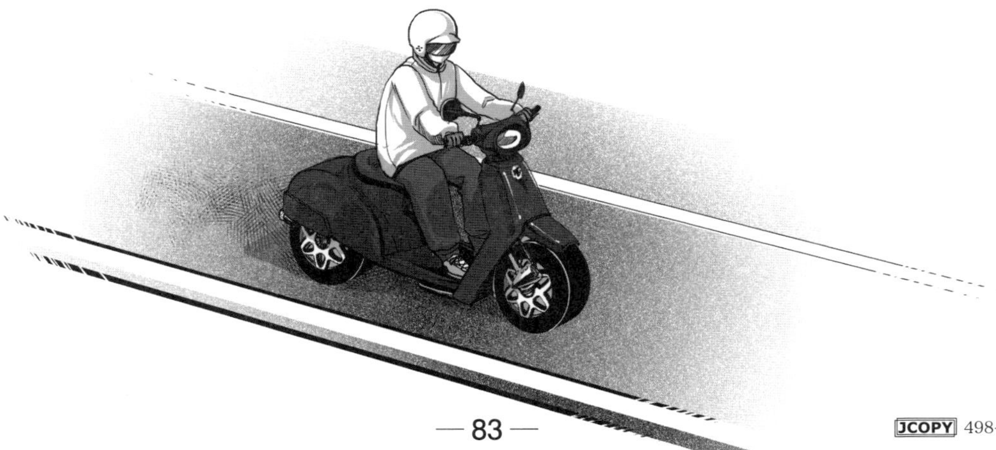

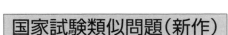

JCOPY 498-01926

国家試験類似問題（新作）つづき

Q2.　献血手帳には AB 型と書かれていたが、ベッドサイドの研修医による血液型簡易検査では A 型と報告された。緊急に輸血する場合の赤血球液の血液型について正しい選択肢を a〜d からひとつ選べ。

a.　O 型、b.　AB 型、c.　A 型、d.　B 型

Q3.　Hb 値を 10g/dL に上げるには赤血球液-LR2 を何袋投与する必要があるか？

a.　1 袋(いわゆる 2 単位)、b.　2 袋、c.　3 袋、
d.　4 袋、e.　5 袋

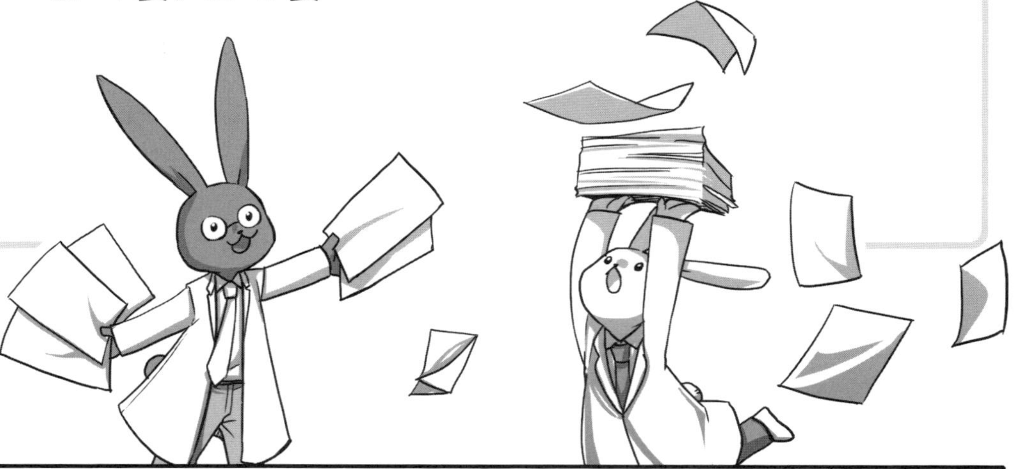

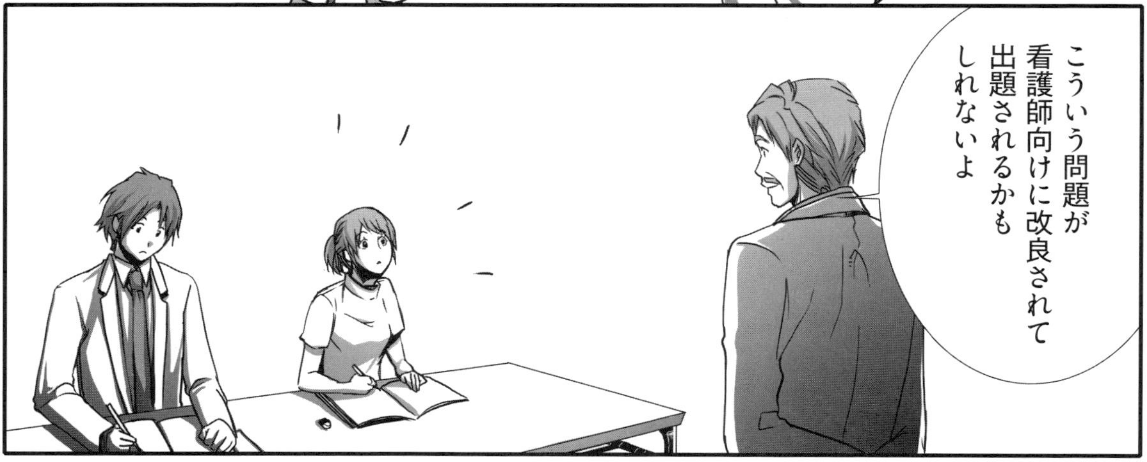
こういう問題が看護師向けに改良されて出題されるかもしれないよ

この症例は肝臓破裂などの臓器出血による出血性ショックの病態だね。臓器提供カードの記述は脳波検査を選ばせようとする「罠」だろう。

質問 1 では肝破裂や腎損傷の病態を想定した検査とその後の輸血について質問している。したがって、①血液型検査、②腹部超音波検査と⑤尿検査を至急行う必要があるので、正解は選択肢 c だ。

質問 2 では至急輸血しなければならない状況で血液型がはっきり確定できない場合の対応を聞いている。正確な血液型検査結果が出るまで、O 型の赤血球液（通常 6 単位まで）の輸血が適切な対応だから、正解は a だよ。

質問 3 は有名な問題だ。よく出題されるよ。以前は血液バッグに含まれるヘモグロビン量から計算で求める「計算問題」だったけど、最近では「暗記問題」だよ。400 mL 献血由来赤血球液とは RBC-LR2 のことだね。

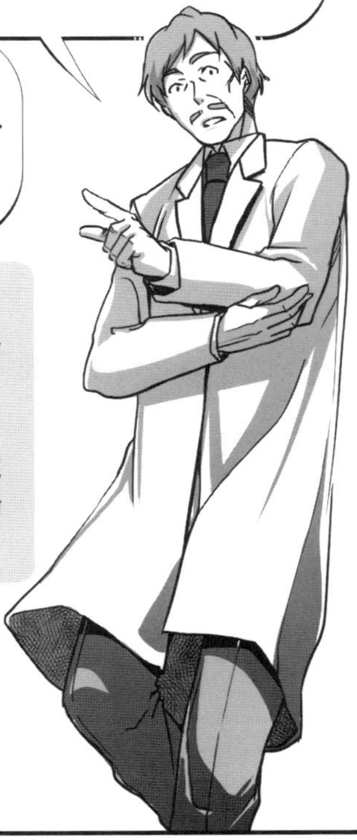

暗記すべきこと

RBC-LR2 を 60 kg の成人に輸血するとヘモグロビン値がおよそ 1.3 g/dL 上昇する。「60 kg に 2 単位で 1.3」と憶えよう。
したがってこの問題の解答は、10（g/dL）引く 6.1 は 3.9（g/dL）、これを 1.3（g/dL）で割ると 3 になる。つまり、答えは c の 3 バッグ（袋）：6 単位だね。この問題は親切にも袋の数で聞いているけど、単位数で答える場合もあるので注意しよう。

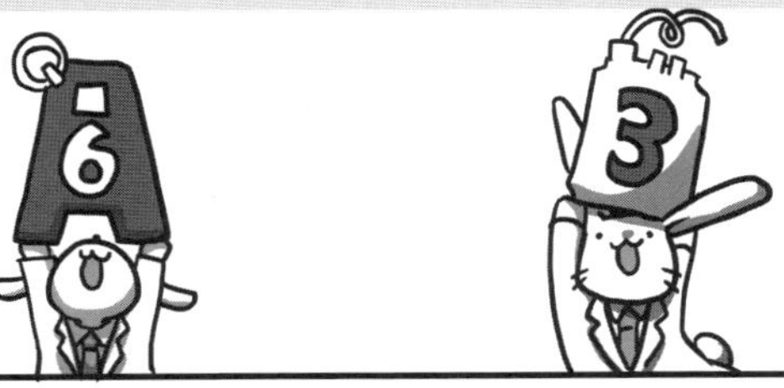

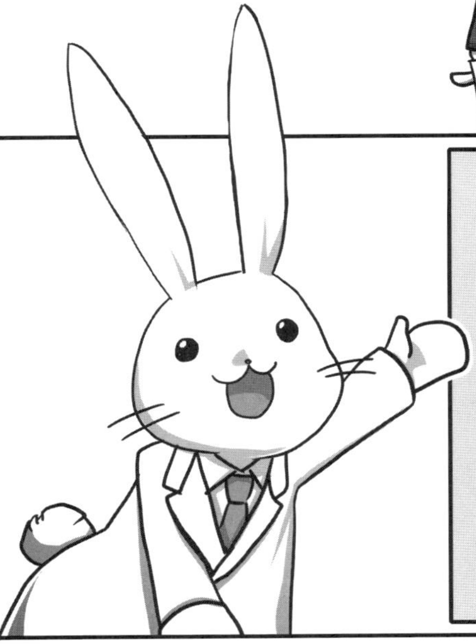

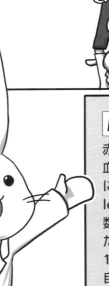

用語 11　RBC-LR2

赤血球液-LR2 の略称（正式には「日赤」が付く）。全血（献血者から採血したままの血液）の全量を有効利用するために、全血から血漿を分離した赤血球成分の製剤。LR は leukocyte reduced の略で白血球除去済みを表す。続く数字には「1」と「2」があり、献血血液 400 mL から作った製剤を「2」としている。RBC-LR2 はおよそ Hb 18.9 g/dL で容量 280 mL の濃い赤血球液である。一方、自己血は貯血回数を重ねるたびに薄くなっている（この点では RBC の方が優れている）。

JCOPY 498-01926

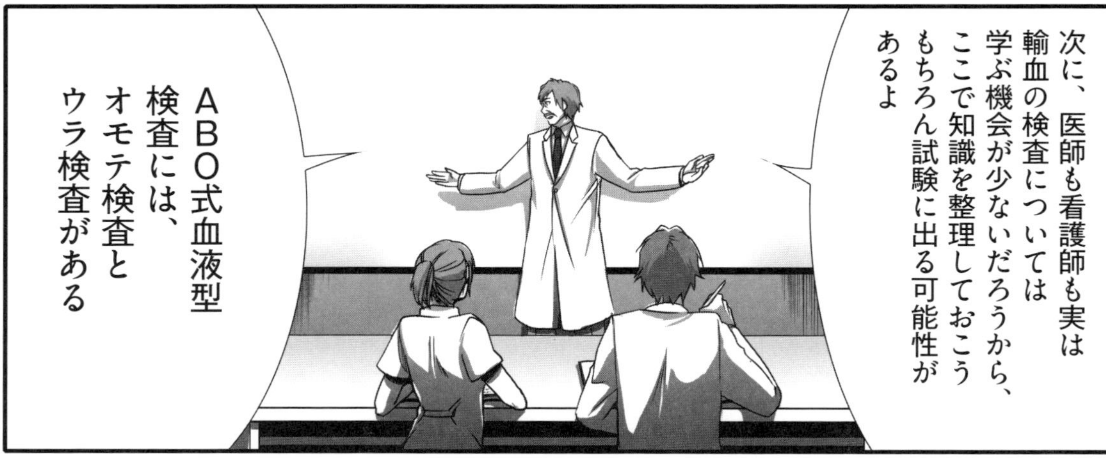
次に、医師も看護師も実は輸血の検査については学ぶ機会が少ないだろうから、ここで知識を整理しておこうもちろん試験に出る可能性があるよ
ABO式血液型検査には、オモテ検査とウラ検査がある

ABO 式血液型の検査

原理

【オモテ検査】赤血球膜上の糖タンパク質 2 種類を抗体試薬により区別する。凝集の有無で判定。

【ウ ラ 検 査】試験管内で 3 種類の標準血球と患者血清の凝集反応を検出。

日本人頻度

A 型約 40%、B 型約 20%、AB 型約 10%、O 型約 30%。

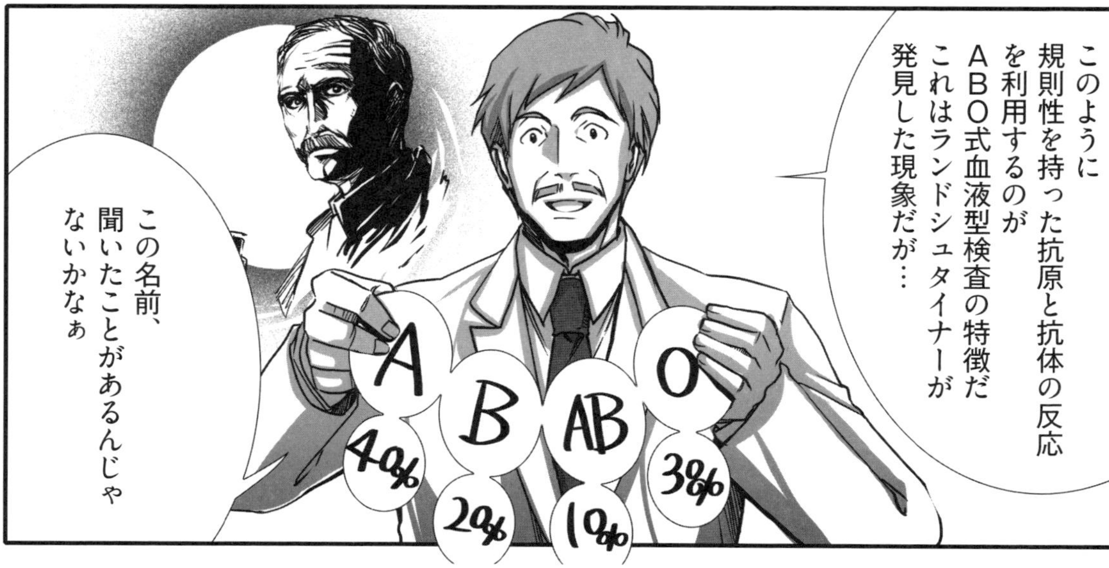
このように規則性を持った抗原と抗体の反応を利用するのがABO式血液型検査の特徴だこれはランドシュタイナーが発見した現象だが…
この名前、聞いたことがあるんじゃないかなぁ
A
B
AB
O
40%
20%
10%
30%

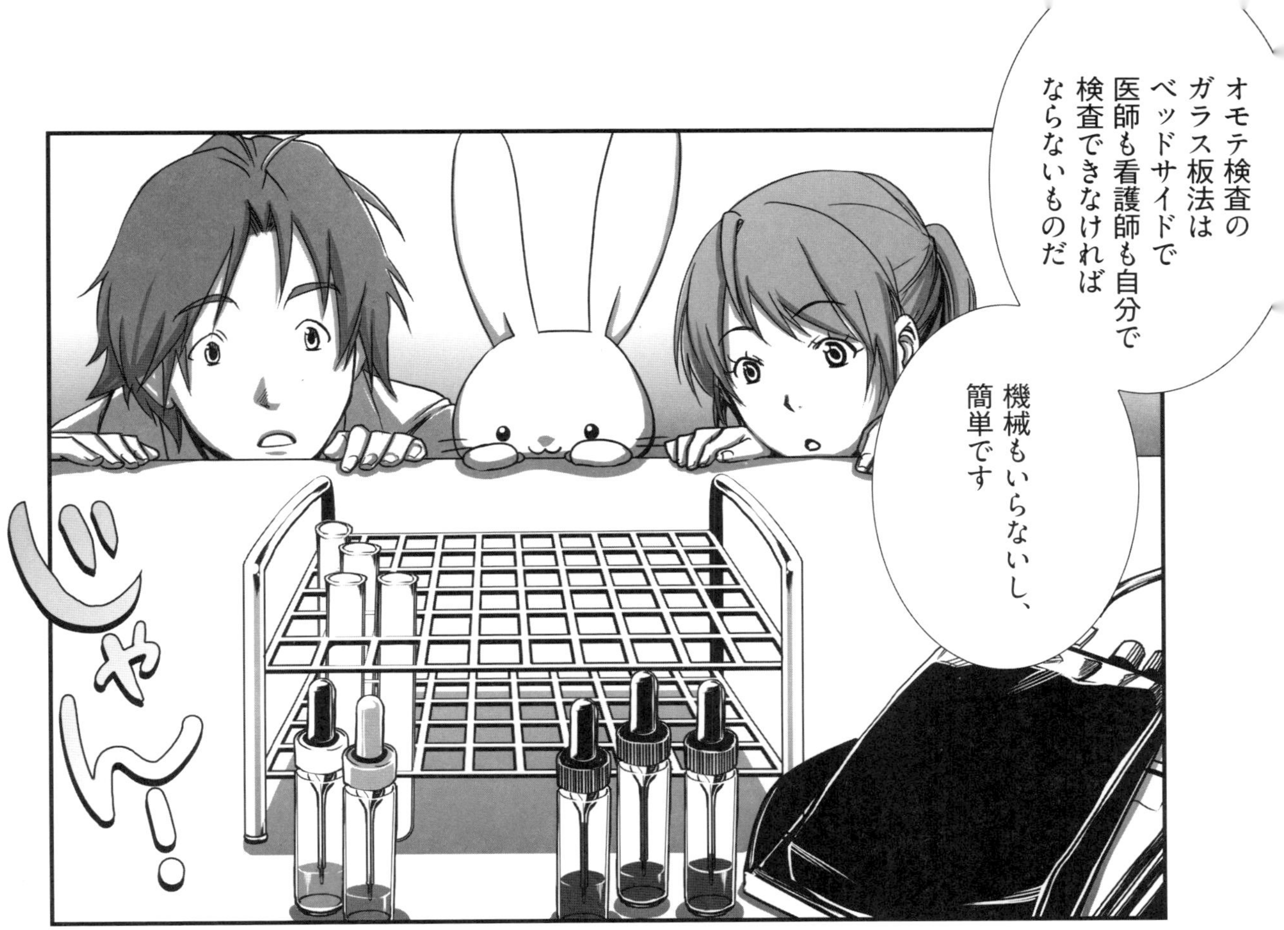
オモテ検査のガラス板法はベッドサイドで医師も看護師も自分で検査できなければならないものだ
機械もいらないし、簡単です
じゃん！

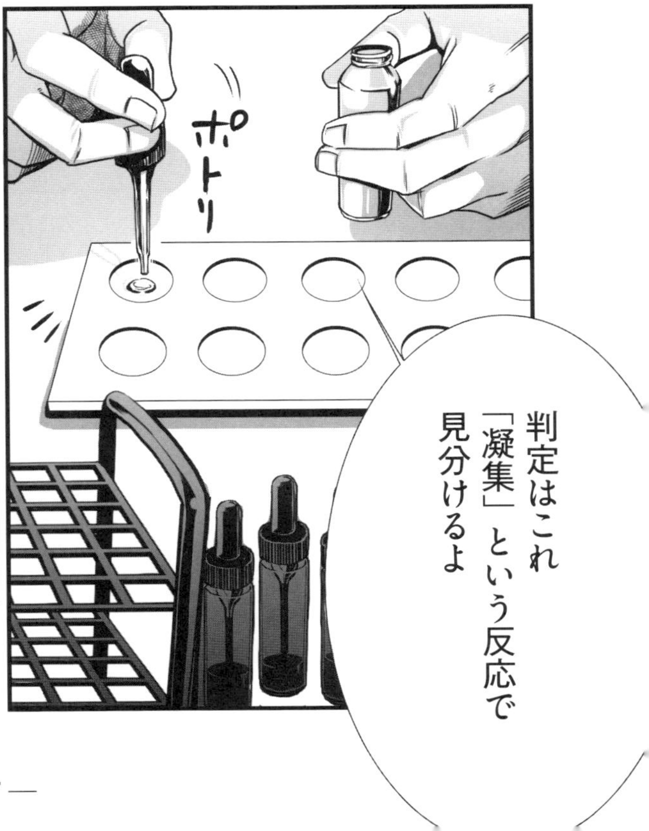
ポトリ
判定はこれ「凝集」という反応で見分けるよ

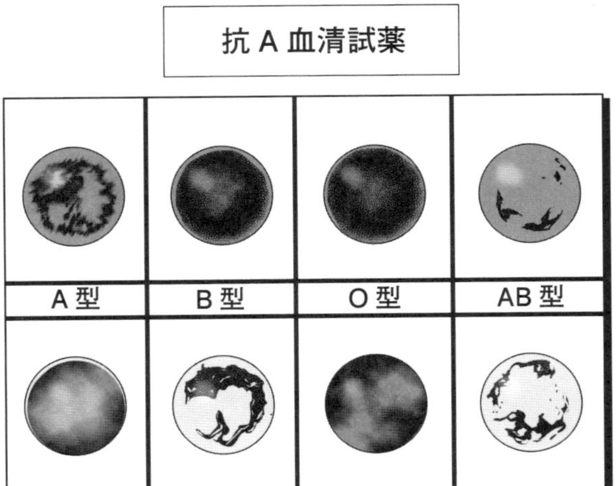
抗 A 血清試薬
A 型
B 型
O 型
AB 型
抗 B 血清試薬

ABO 式血液型オモテ検査の結果例
（ガラス板法）

ウラ検査は試験管内に
まず患者さんの血清を入れて、
そこにA、B、Oの3種類の
標準血球を入れて
凝集するかどうかを調べるものだ

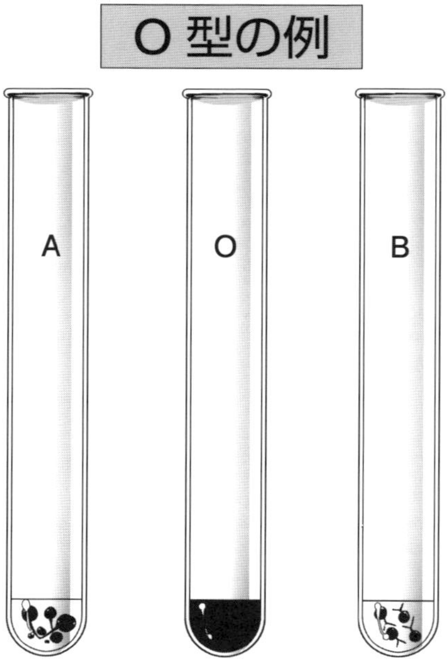

ウラ検査と交差適合試験は
臨床検査技師さんが
検査することが多い

ABO 式血液型ウラ検査の実際
(試験管法)ウラ検査は血清中の抗 A 抗体、抗 B 抗体の存在を標準血球で調べる検査

用語 12　交差適合試験

交差適合試験には主試験と副試験があって、それぞれ(主試験は)患者血清と献血ドナーの赤血球の反応と(副試験は)患者赤血球とドナー血清の反応を試験管内で見る検査。凝集も溶血反応もしていなければ適合。生理食塩液法以外にブロメリンなどの酵素や抗グロブリン試薬を加えて反応を増強させる方法がある。危機的出血に対する緊急 O 型赤血球液輸血の場合には後から行う。

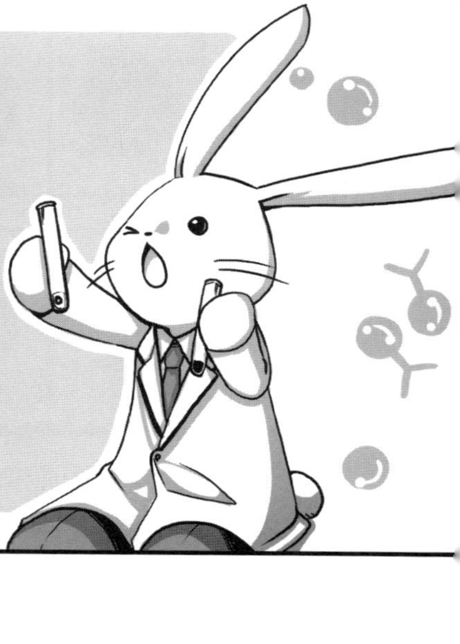

これを見て

ABO 式血液型の判定表

オモテ検査		ウラ検査			血液型
抗 A 血清	抗 B 血清	A 血球	O 血球	B 血球	
+	−	−	−	+	A 型
−	+	+	−	−	B 型
−	−	+	−	+	O 型
+	+	−	−	−	AB 型

（凝集あり＋、なし−）

ABO 式血液型の規則性はランドシュタイナーの法則と呼ばれている

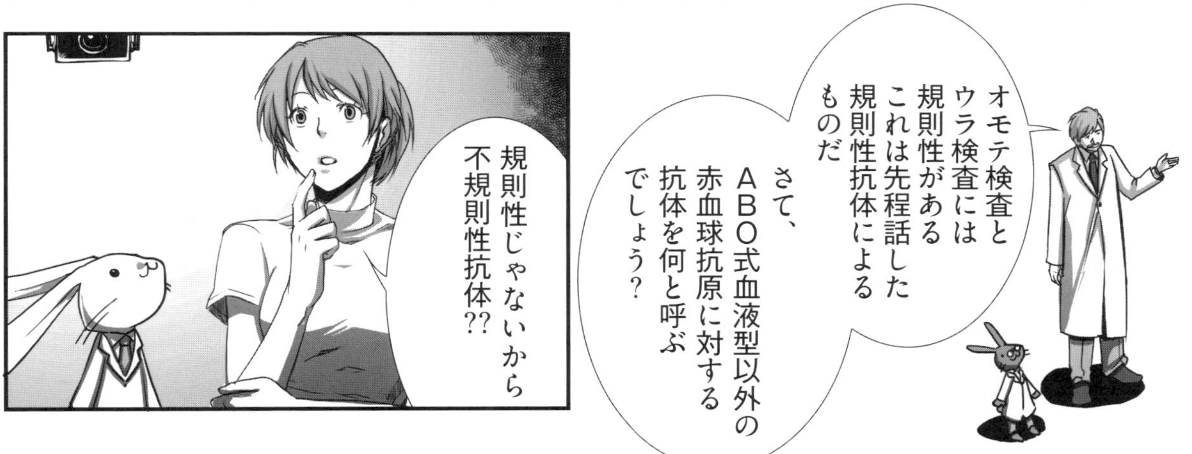
オモテ検査とウラ検査には規則性があるこれは先程話した規則性抗体によるものだ
さて、ABO式血液型以外の赤血球抗原に対する抗体を何と呼ぶでしょう?
規則性じゃないから不規則性抗体??

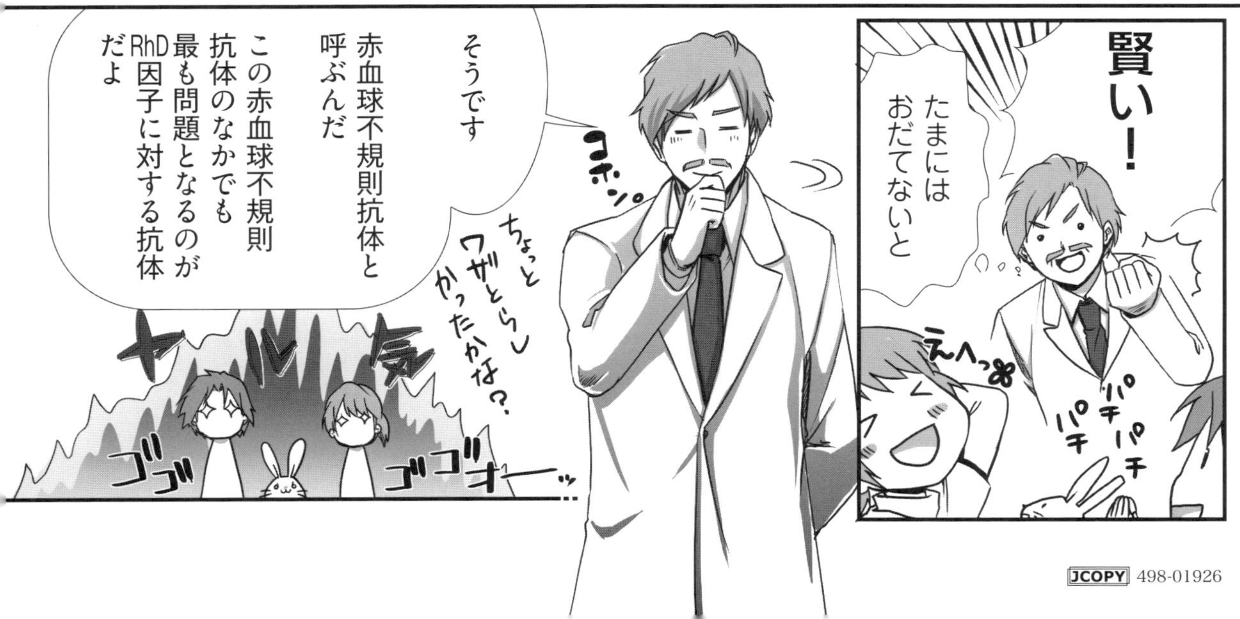
賢い!
たまにはおだてないと
えへっ
パチパチ
パチパチ
コホンッ
そうです
赤血球不規則抗体と呼ぶんだ
この赤血球不規則抗体のなかでも最も問題となるのがRhD因子に対する抗体だよ
ちょっとワザとらしかったかな?
ヤル気
ゴゴ
ゴゴオーーッ

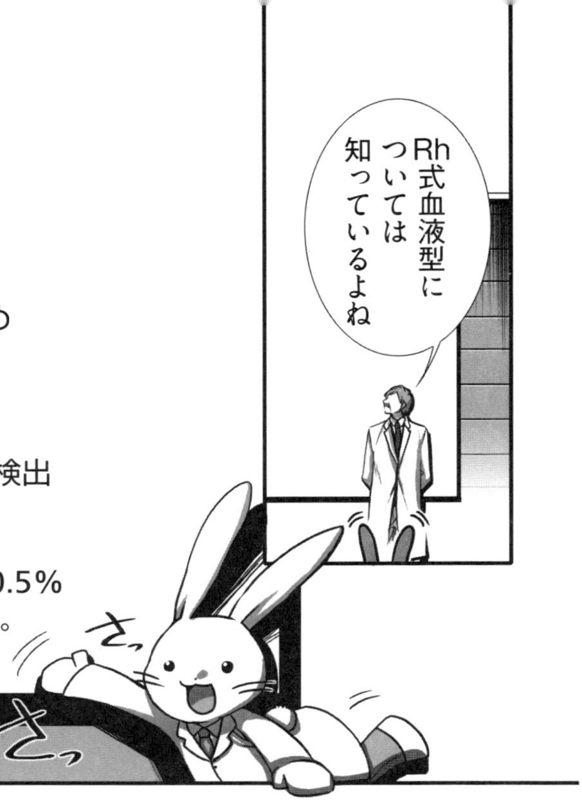
Rh式血液型についてはRh知っているよね
さっ
さっ

RhD 因子検査

[目的]

1. 適合血選択のため
2. RhD 因子陰性妊婦では抗体産生を防ぐため
3. 胎児新生児溶血性疾患を防ぐため

[原理と方法]

赤血球膜上の D 抗原をモノクローナル抗体で検出

[結果(およその頻度)]

日本人では RhD 陽性: 99.5%、RhD 陰性は 0.5%

緊急の場合を除き患者の RhD 因子検査は必ず行う。

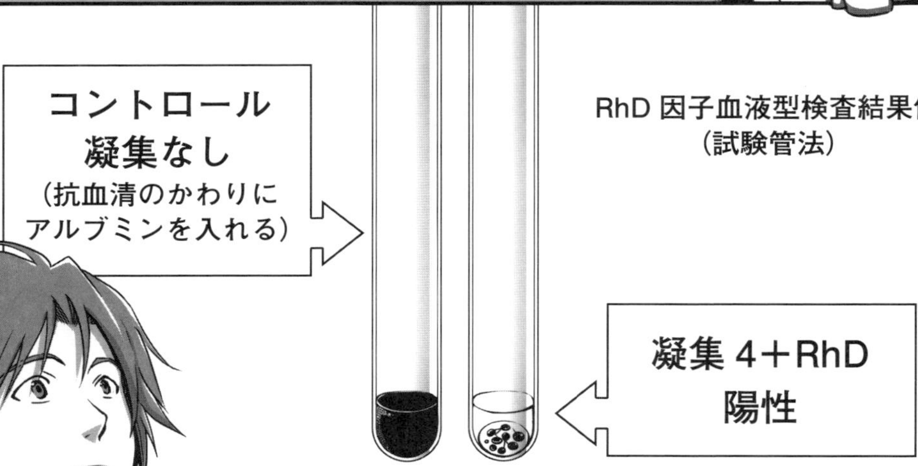
コントロール
凝集なし
(抗血清のかわりに
アルブミンを入れる)
凝集 4＋RhD
陽性

RhD 因子血液型検査結果例
(試験管法)

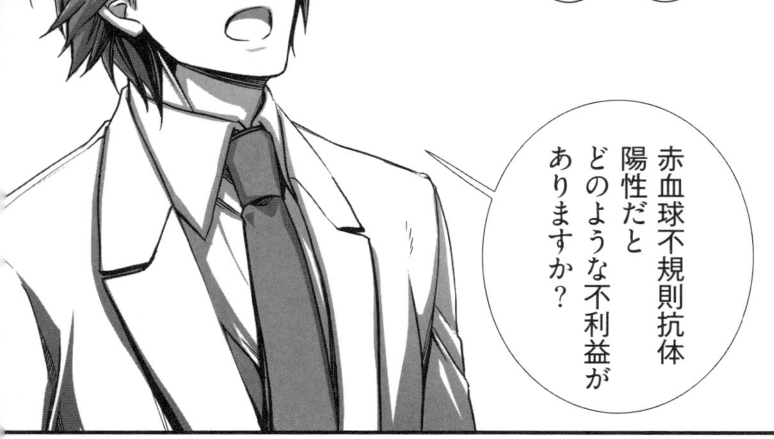
赤血球不規則抗体陽性だとどのような不利益がありますか?

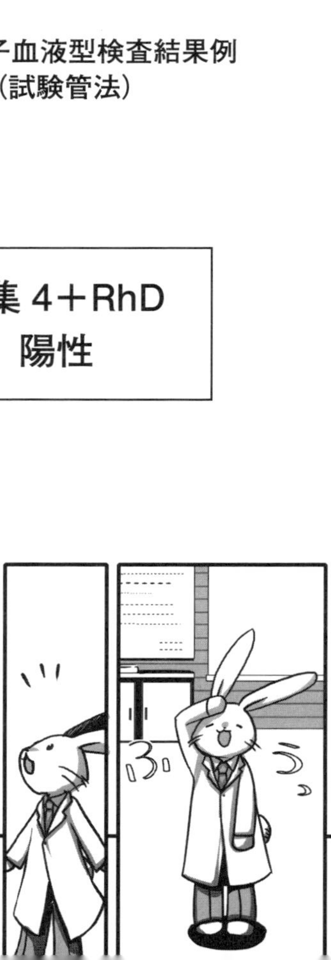
ふ
う

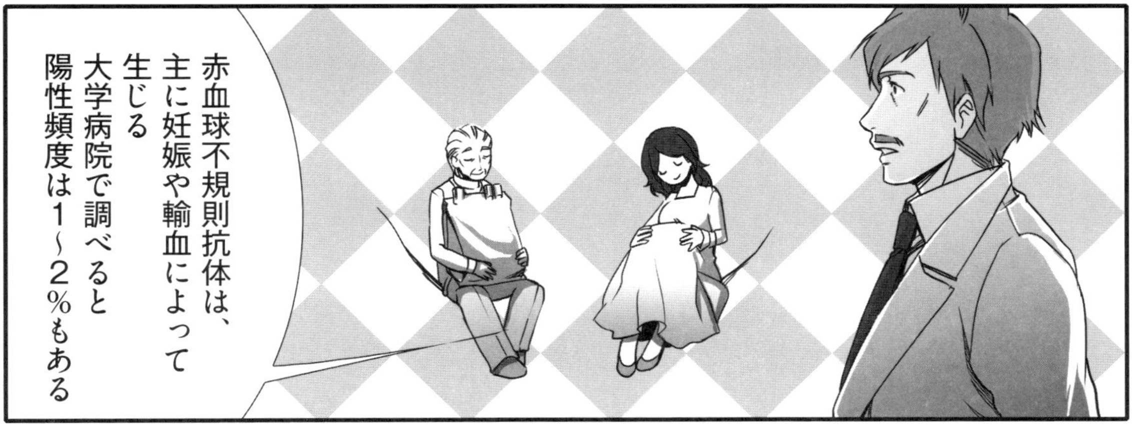
赤血球不規則抗体は、
主に妊娠や輸血によって
生じる
大学病院で調べると
陽性頻度は1～2％もある

この抗体がある場合、
新生児溶血性疾患が
起こる可能性がある

赤血球不規則抗体陽性の意味

赤血球不規則抗体検査の陽性率は
大学病院での全検査数の 1～2％

新生児溶血性疾患の報告がある血液型の例

血液型		抗体
Kell 血液型	←	抗 K 抗体
Rh 血液型	←	抗 D 抗体
MNS 血液型	←	抗 M 抗体

遅延型溶血反応の報告がある血液型の例

血液型		抗体
Rh 血液型	←	抗 D 抗体
Kidd 血液型	←	抗 Jk^a 抗体

また、
遅延型溶血反応という
副作用が出る可能性も
あるんだ

JCOPY 498-01926

用語 13　新生児溶血性疾患

正確には胎児・新生児溶血性疾患。前回妊娠時に児の赤血球抗原で免疫されていると、2 回目以降の妊娠では母親の抗体が児の赤血球を溶血させ胎児水腫などを起こす可能性がある。Rh 因子のなかで D 抗原の免疫原性が最も強いため臨床的に RhD 因子の不適合妊娠による胎児・新生児溶血性疾患が問題となる。妊婦が抗 RhD 抗体陰性ならば、妊娠 28 週目と出産時に妊婦へ Rh グロブリンを投与して D 抗原感作の予防対策をとる。

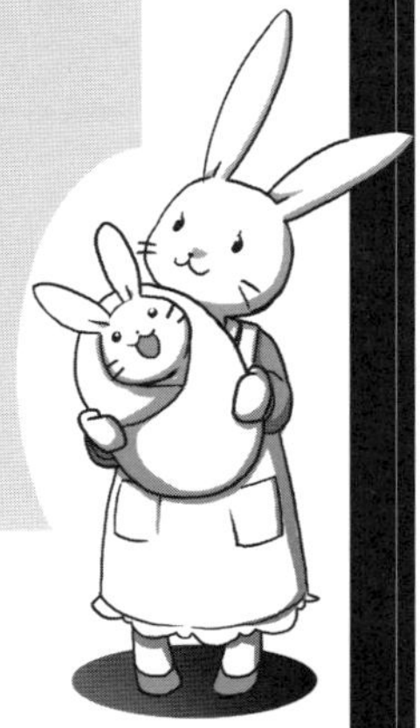

用語 14　遅延型溶血反応

遅発性溶血性輸血副作用とも言う。過去の輸血で赤血球同種抗体が産生された場合、2 回目の輸血後 2〜10 日間で急激な抗体価の上昇が起こり、輸血された赤血球の破壊が起こる。主に脾臓-網内系での血管外溶血により、発熱、黄疸、血色素尿、貧血などの症状を呈す。予防対策として繰り返し輸血する場合には、輸血後 1 週間以内で不規則抗体検査を行うことと、(2 回目輸血の) 交差適合試験を省略しないことである。

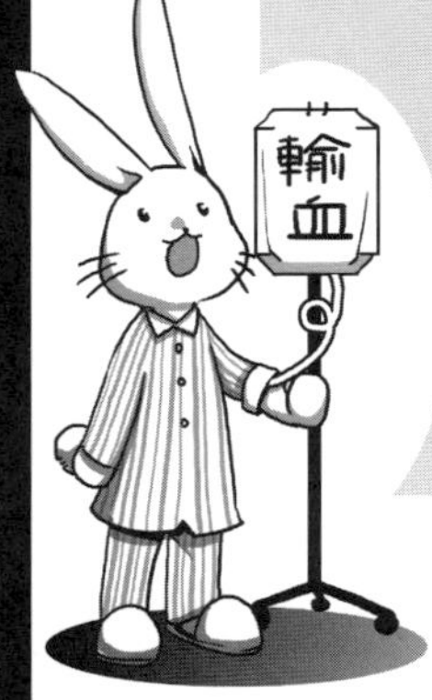

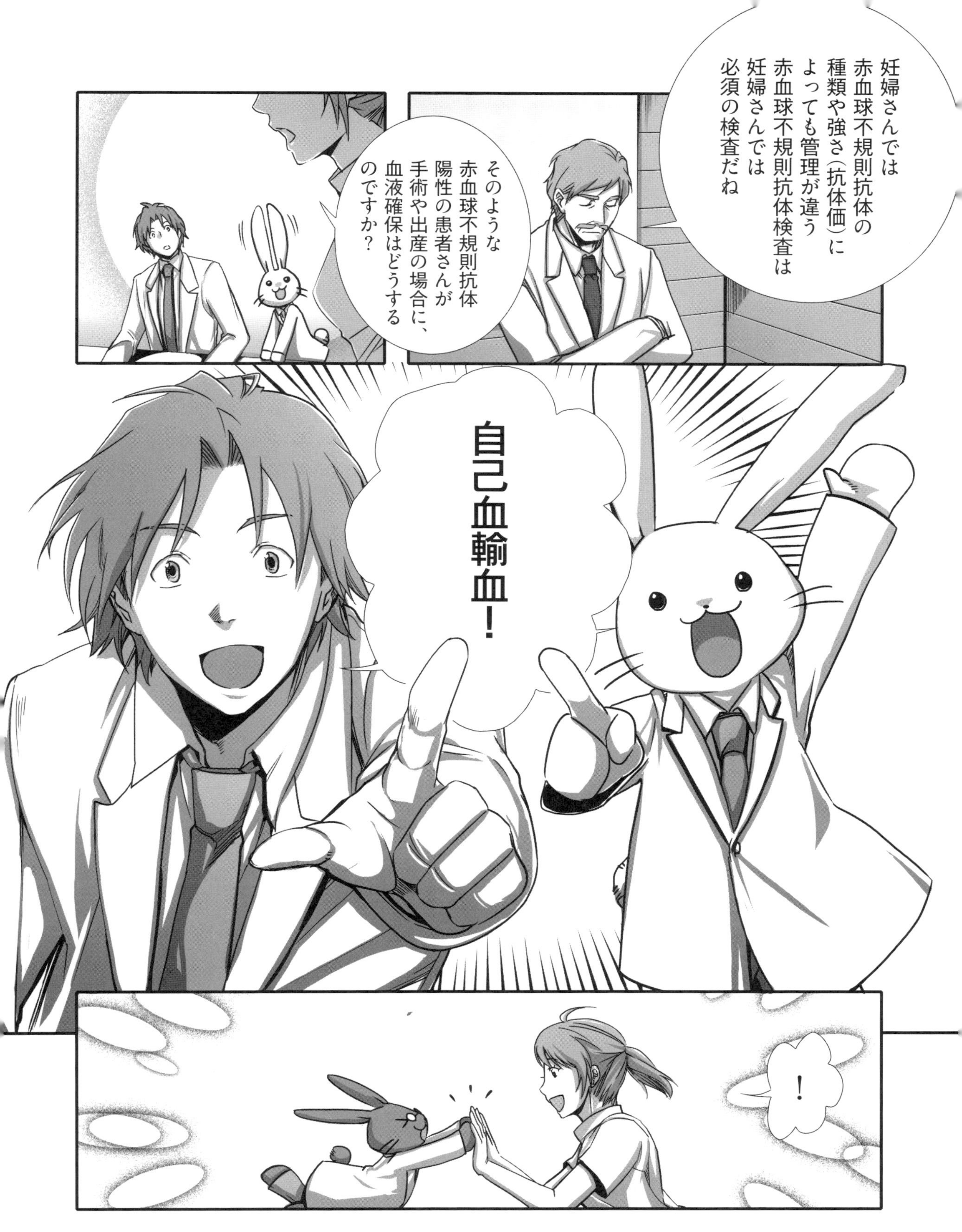
妊婦さんでは赤血球不規則抗体の種類や強さ（抗体価）によっても管理が違う赤血球不規則抗体検査は妊婦さんでは必須の検査だね
そのような赤血球不規則抗体陽性の患者さんが手術や出産の場合に、血液確保はどうするのですか？
自己血輸血！
！

JCOPY 498-01926

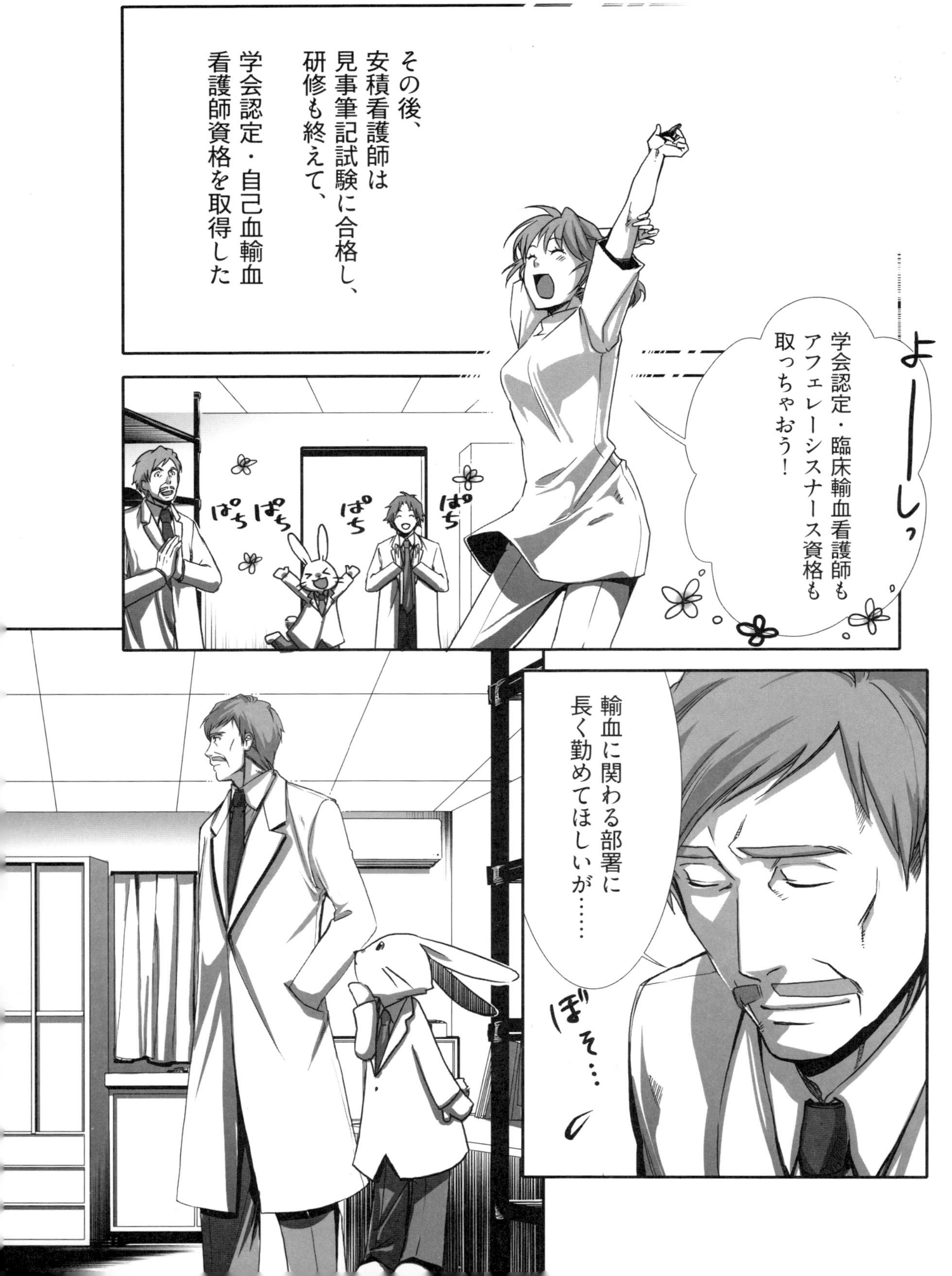
その後、
安積看護師は
見事筆記試験に合格し、
研修も終えて、
学会認定・自己血輸血
看護師資格を取得した
よーーしっ
学会認定・臨床輸血看護師も
アフェレーシスナース資格も
取っちゃおう！
ぱち ぱち
ぱち
ぱち
輸血に関わる部署に
長く勤めてほしいが……
ぼそ…

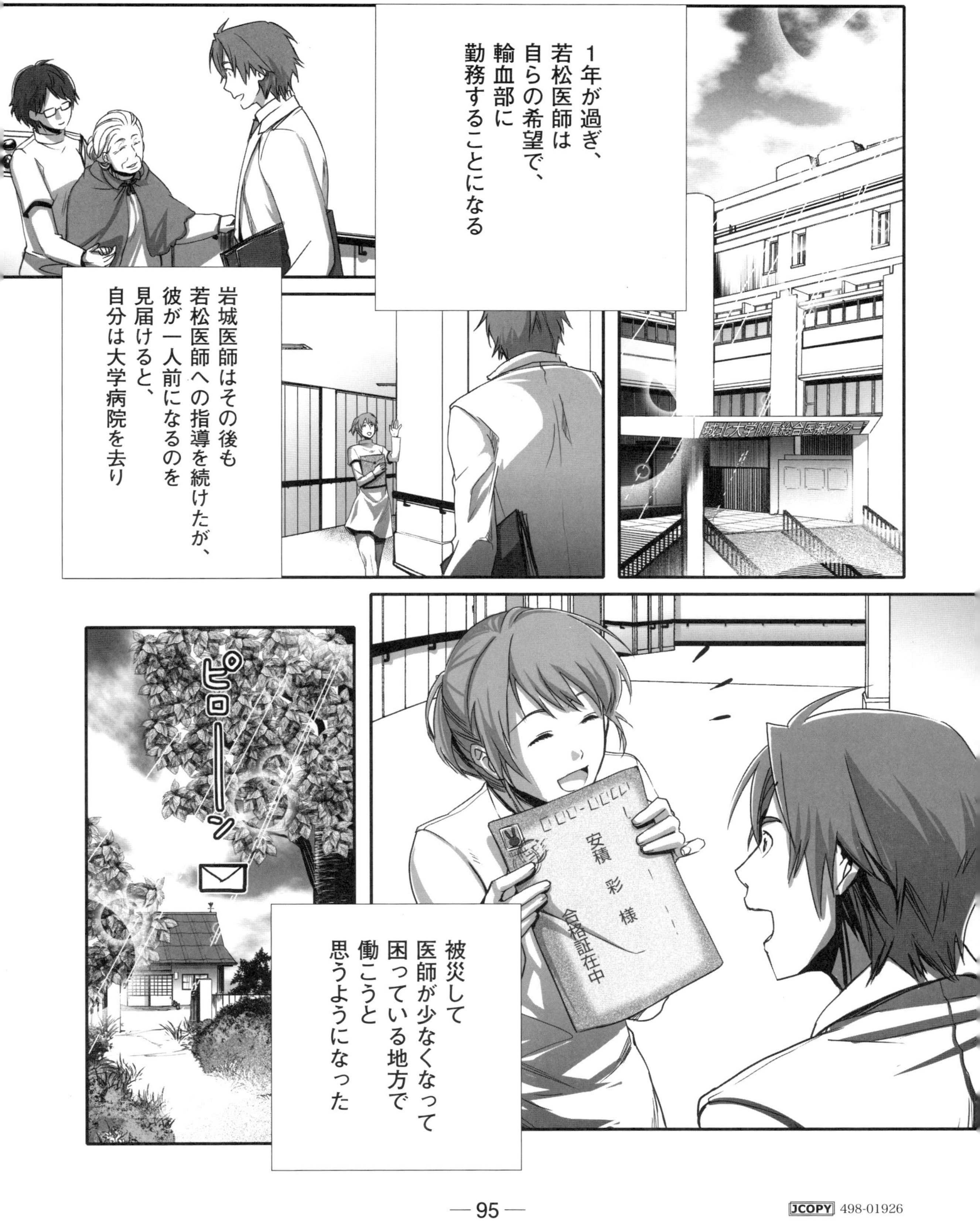
城北大学附属総合医療センター
1年が過ぎ、若松医師は自らの希望で、輸血部に勤務することになる
岩城医師はその後も若松医師への指導を続けたが、彼が一人前になるのを見届けると、自分は大学病院を去り
安積 彩 様
合格証在中
被災して医師が少なくなって困っている地方で働こうと思うようになった
ピローーーン

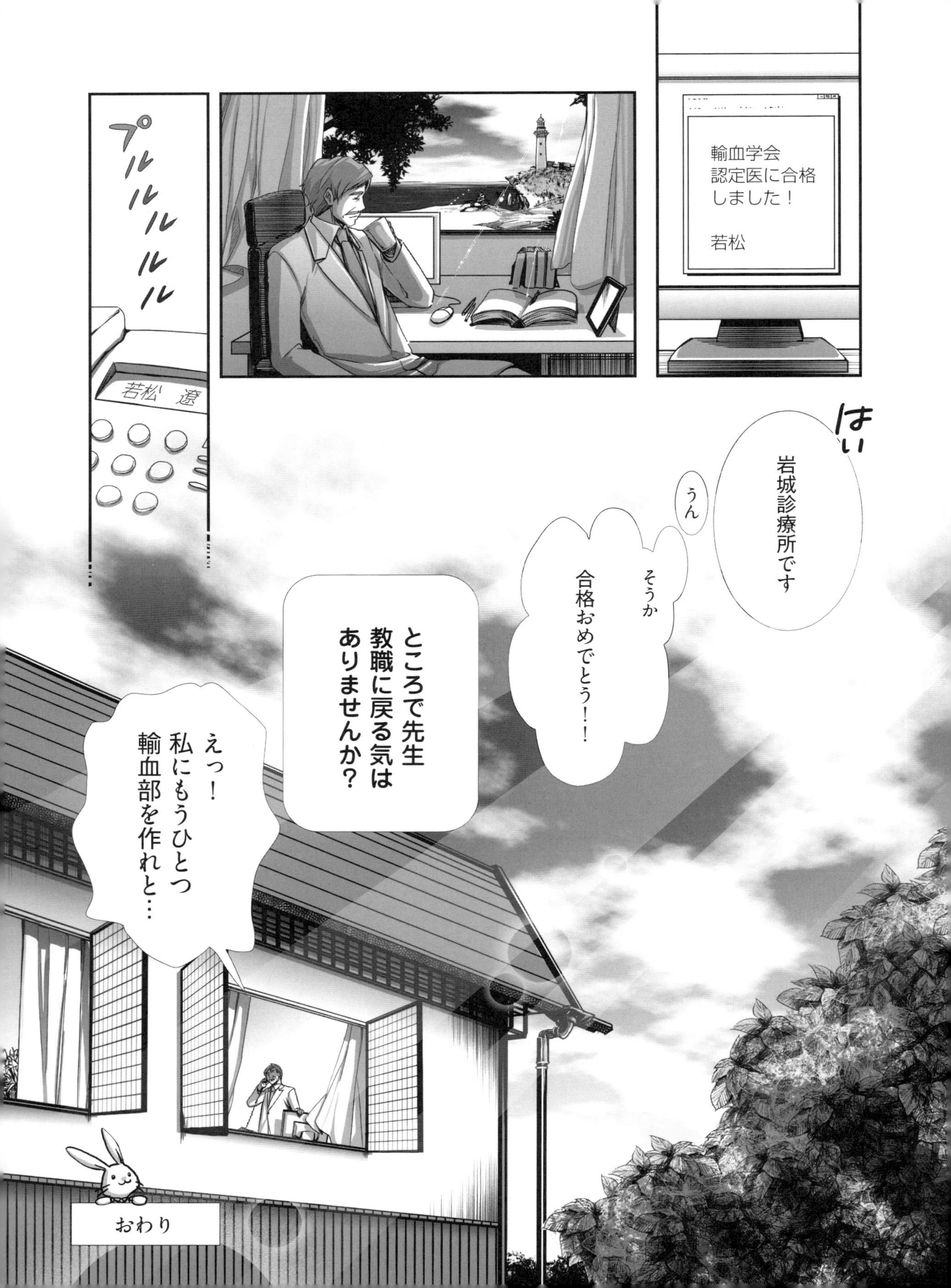
輸血学会
認定医に合格
しました！
若松
プルルルルル
若松 遼
はい
岩城診療所です
うん
そうか
合格おめでとう！！
ところで先生
教職に戻る気は
ありませんか?
えっ！
私にもうひとつ
輸血部を作れと…
おわり

第Ⅴ章のまとめ

[輸血に関する認定制度]

☑ ①日本輸血・細胞治療学会認定医、②学会認定自己血輸血看護師、③学会認定・臨床輸血看護師、④学会認定アフェレシスナース、⑤細胞治療認定管理師。

[日本輸血・細胞治療学会認定医制度]

☑ 日本輸血・細胞治療学会が 1992 年から認定。

☑ 目的：輸血の発展と普及、輸血医学の基礎および臨床に関する知識と実践力を備えた医師の育成。

☑ 条件等：①日本輸血・細胞治療学会会員歴 5 年、②指導医のもとでの 2 年の研修歴、③筆記試験、実技試験、面接試験。

[学会認定自己血輸血看護師制度]

☑ 日本自己血輸血学会と日本輸血・細胞治療学会に日本赤十字社の協力で 2009 年から認定。

☑ 目的：適正で安全な自己血輸血を推進する看護師の育成。

☑ 条件等：①日本自己血輸血学会あるいは日本輸血・細胞治療学会員。②臨床経験が 2 年以上の看護師。③自己血輸血業務経験が 1 年以上。④自己血輸血実施症例が通算で 30 例以上。⑤日本自己血輸血学会教育セミナーあるいは自己血輸血看護師制度協議会指定セミナーを受講。⑥筆記試験、施設実習。

[学会認定・臨床輸血看護師]

☑ 輸血・細胞治療学会、血液学会、外科学会、産科婦人科学会、麻酔科学会の協力および日本看護協会の推薦を得て、2010 年から認定。

☑ 目的：臨床輸血に精通し安全な輸血に寄与することのできる看護師の育成。

☑ 条件等：①輸血治療を行っている施設の看護師。②通算 3 年以上の臨床経験．③所属長および輸血責任医師、それぞれの推薦書。③講習会、筆記試験、施設実習。④認定登録時に学会会員であること。

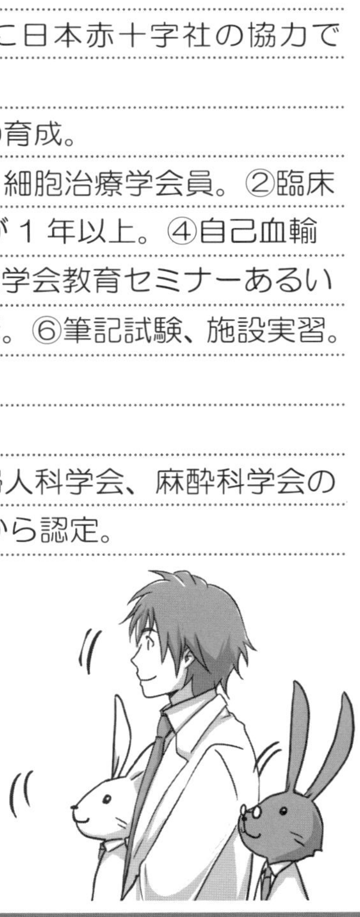

JCOPY 498-01926

COLUMN

5 質問をするということ

私の恩師は「講義を聞いたら必ず質問をしなさい」と言っていました。自分が学生に講義をする立場になって、その意味が少しわかりました。知識を授ける側にも準備が必要であり、質問を聞くことはその成果を確かめることなのです。つまり、どのぐらい理解してもらえたか？　十分な内容であったか？　を知ることができるのです。さて、今の学生は不思議ですね。講義の終わりに「質問はありませんか？」と言うと、「大丈夫です」という返事が返ってきます。「何が大丈夫なの？」と私は思ってしまいます。

自己血輸血に関する質問

(学生ではなく)医療スタッフ向けの講演では、質問が続きます。仙台で行われた自己血研修会の時に、次のような質問がありました。一つは「自己血の輸血中は、患者観察を簡素化してもよいのでは？」。もう一つは「自己血輸血では交差適合試験を省略してもよいのでは？」というものです。私の答えはどちらも「ＮＯ」でした。その理由は、安全性を高めるための輸血実施手順に、簡素化したものを混在させて、ダブルスタンダードにするのは、教育的にはよろしくないからです。人は易きに流れがちです。それを防ぐためにマニュアルを遵守しなければならないのですが、二重のマニュアルがあれば、そちらに流れてしまいます。

輸血全体のなかで自己血輸血が占める割合は、全国平均でおよそ9%と言われています。さらに、自己血輸血はほとんどが術中に行われているため、病室での輸血回数は少ないはずです。そんな自己血輸血を特別扱いして、観察を簡素化(手抜き)してしまうと、現場が混乱してしまいます。少し面倒でも同種血輸血と同じに5分間、15分後(ここが輸血スピードアップのタイミング)、終了時の観察を行いましょう。

交差適合試験の省略も好ましいものではありません。自己血貯血量は出血予想量の8割程度ですから、自己血だけでは足りず手術中に同種血を追加輸血する可能性があります。その時(超緊急でない場合)には同種血は交差適合試験をしますよね。もう少し、わかりやすくすると、１２００mL出血が予想される待機手術で、自己血が８００mL貯血されていた場合、前日までに同種血「2単位の交差試験しておくべき」と考えるのが常識です。そのとき、「自己血4単位分は交差試験しないのですか？」と逆に問いたいのです。何よりも、製剤確認と取り違え防止の対策として、交差試験（生理食塩水法でよい）は効果があります。自己血でも愚直に安全対策を行う姿勢が大切です。

　消毒法についてもよく質問があります。「自己血を採血する時にエタノールとポビドンヨード（商品名イソジン）の二重の消毒をするのはなぜか？」というものです。ポビドンヨードは芽胞を有する菌にも有効なため自己血でも献血でも標準法です。この消毒方法の検証論文は北海道血液センターの橋本浩司先生が１９９９年に書いています。さて、その前に消毒用エタノールで拭く意味は何でしょう？　実は消毒というよりも皮膚の汚れをとるためです。もちろん消毒効果はありますが、ポビドンヨードの消毒がメインです。

　しかし、二重に消毒しても毛嚢には消毒液が届きません。自己血採取の針は16あるいは17ゲージと太くて、アクネ菌などを毛嚢ごと取り込んでしまう可能性があります。これを防ぐには初流不使用という（現在すでに献血で行われている方法を）自己血採血でも取り入れるしかありありません。

　「イソジン消毒部位をなぜ乾燥させるのか？」という質問もよくあります。「乾かないと滅菌効果がないから」というわけではありません。乾くかどうかではなく、作用するための

問答無用

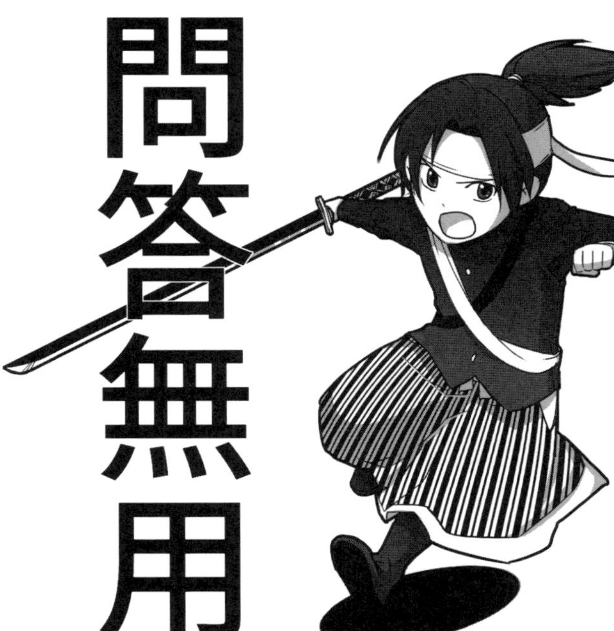

時間が必要なのです。ポビドンヨードはヨードイオンの酸化作用で滅菌するのですが、滅菌作用を発揮するには少し時間がかかります。（前出の）橋本先生の報告では作用を発現するためには30秒以上必要だということです。私は30秒間「ボーっと」待つのがいやなので、イソジン綿球を替えながら3回も拭いています。2回目は拭き残しをしないようにするために、そして3回目は時間が経つのを待つための操作です。

JCOPY 498-01926

さらに、私はハイポアルコールも使っています。イソジンを使うとその色で、血管が見えにくくなり、皮膚がヌルヌルして、採血が難しくなるからです。ところが、「ハイポを使ってはいけないのではないか?」と質問されたことがあります。調べたところ、ハイポアルコールには医薬品としてアルコールの濃度が高いものと、イソジンの色消し作用を高めるためにハイポを濃くしたもの(医薬品ではない)があることがわかりました。滅菌用の医薬品ではない「ハイポ」は使ってはいけないのですが、医薬品の「ハイポアルコール」は使っても良いのです。

* * *

質問を受けると自分が思いもよらなかったことに気づいて「はっと」することがあります。「質問」は、する人も質問される人も知識が増えるという、人間にだけ与えられた魔法のようなものです。もしも、私が、タイムマシンで会津藩の「什の掟」を作る場面に参加できたら「話をよく聞き、尋ねなければなりませぬ」という一文を「什の掟」に加えたことでしょう。

あとがき

人間は他人の身になって考えることができる唯一の動物です。そこから「恕（じょ）」、つまり「おもいやり」の気持ちが生まれます。

この本には、研修医が患者と入れ替わってしまうという奇想天外な場面が設定されています。このような手法は今までのお堅い医学書では不可能でした。まさに、マンガで学ぶ医学書の長所です。登場人物が患者として感じた「不安」を読者の皆さんが理解できれば、医療における「仁」を伸ばすことに役立つかもしれません。

謝辞

原作にすばらしい絵を付けてくれた漫画家の桓田楠末様、先駆者である岩田健太郎先生、そして中外医学社の皆様にお礼申し上げます。

二〇一七年八月　著者

参考文献

【文献等】

1）大久保光夫, 他. ①ABO式血液型と亜型（p.734-7）. ②血液型不適合妊娠の検査（p.803-6）. In: 広範囲血液・尿検査免疫学的検査. 大阪：日本臨床；2010.

2）大久保光夫，他. よくわかる輸血学　改訂版. 東京：羊土社；2010.

3）小山 薫，他. わかりやすい輸液と輸血. 東京：メジカルビュー社；2010.

4）大久保光夫. 血液製剤の考え方，使い方　ver.2. 中外医学社；2011.

5）大久保光夫. 輸血・細胞治療マニュアル. 東京：中外医学社；2007.

6）正岡直也，伊藤伊知郎，小川浩平. 前置胎盤の病態と輸血. In: 大戸 斉，大久保光夫，編. わかりやすい周産期・新生児の輸血療法. 東京：メジカルビュー社，2009. p.52-7.

7）大久保光夫, 編. 看護師のための臨床輸血－学会認定. 輸血看護師講習会テキスト. 東京：中外医学社；2011.

8）橋本浩司, 他. 採血部位消毒のおけるポビドンヨードの有効性について. 日本輸血学会雑誌. 1999; 45: 20-5.

【ウェブサイト】

1）日本輸血・細胞治療学会ホームページ. http://yuketsu.jstmct.or.jp/

2）日本自己血輸血学会ホームページ. www.jsat.jp/jsat_web/index.html

●本書で扱ったスライド解説など（五十音順）

●本書で扱った用語解説（五十音順）

●著者　大久保光夫（おおくぼ みつお）

[略歴]
福島県立医科大学卒
聖マリアンナ医大難病治療研究センター 臨床遺伝部門 病院助手
福島医大病院輸血部 助手
埼玉医科大学 総合医療センター 輸血・細胞治療部 准教授を経て
順天堂大学医学部附属浦安病院 輸血室長・准教授

[主な著書]
『輸血学　改訂第 3 版』（共著者，中外医学社）
『よくわかる輸血学　改訂版』（羊土社）
『輸血・細胞治療マニュアル』（中外医学社）
『血液製剤の考え方，使い方　Ver.2』（中外医学社）
『わかりやすい周産期・新生児の輸血治療』（共著・編者，メジカルビュー）
わかりやすい輸液と輸血』（共著・編者，メジカルビュー）

[著書の中でよく出てくる言葉]
- 「患者さんが先生です」（恩師 粕川先生の言葉）．その意味「患者さんから学ぶことが大切．患者さんが身を持って教えてくれています．患者さんを尊敬しましょう」．
- 「本を読まないことは，海図を持たずに航海することに等しい」（オスラー博士の言葉）．
- 「学生・研修医を丁寧に指導することは，全体の再教育にもなる」．その意味「学生・研修医が理解して知識が普及すれば，プライドの高いベテラン医師も乗り遅れまいと受け入れる」．

●作画　桓田楠末（かんだ なま）

マンガで学《まな》ぶ自《じ》己《こ》血《けつ》輸《ゆ》血《けつ》　©

発　　行　2017 年 9 月 20 日　　初版 1 刷
著　　者　大《おお》久《く》保《ぼ》光《みつ》夫《お》
発 行 者　株式会社　中 外 医 学 社
　　　　　代表取締役　青 木　　滋
　　　　　〒 162-0805　東京都新宿区矢来町 62
　　　　　電　　話　03-3268-2701（代）
　　　　　振替口座　00190-1-98814 番

印刷・製本/横山印刷（株）　〈MS・KN〉
ISBN978-4-498-01926-3　Printed in Japan

JCOPY　＜（社）出版者著作権管理機構 委託出版物＞

本書の無断複写は著作権法上での例外を除き禁じられています．複写される場合は，そのつど事前に，（社）出版者著作権管理機構（電話 03-3513-6969，FAX 03-3513-6979，e-mail: info@jcopy.or.jp）の許諾を得てください．